环境与健康系列

洪涝灾害环境卫生
与健康防护

中国疾病预防控制中心环境与健康相关产品安全所　组织编写

姚孝元　孙宗科　主　编

U0199517

人民卫生出版社

·北　京·

图书在版编目(CIP)数据

洪涝灾害环境卫生与健康防护 / 中国疾病预防控制中心环境与健康相关产品安全所组织编写 . —— 北京:人民卫生出版社,2021.6

(环境与健康系列)

ISBN 978-7-117-31709-2

I. ①洪… II. ①中… III. ①水灾 – 环境卫生 – 基本知识 IV. ①R129

中国版本图书馆 CIP 数据核字(2021)第 105019 号

| 人卫智网 | www.ipmph.com | 医学教育、学术、考试、健康,购书智慧智能综合服务平台 |
| 人卫官网 | www.pmph.com | 人卫官方资讯发布平台 |

环境与健康系列
洪涝灾害环境卫生与健康防护
Huanjing yu Jiankang Xilie
Honglao Zaihai Huanjing Weisheng yu Jiankang Fanghu

组织编写:中国疾病预防控制中心环境与健康相关产品安全所
出版发行:人民卫生出版社(中继线 010-59780011)
地　址:北京市朝阳区潘家园南里 19 号
邮　编:100021
E - mail:pmph @ pmph.com
购书热线:010-59787592　010-59787584　010-65264830
印　刷:人卫印务(北京)有限公司
经　销:新华书店
开　本:889×1194　1/32　**印张:**4.5
字　数:83 千字
版　次:2021 年 6 月第 1 版
印　次:2021 年 8 月第 1 次印刷
标准书号:ISBN 978-7-117-31709-2
定　价:30.00 元

打击盗版举报电话:010-59787491　E-mail:WQ @ pmph.com
质量问题联系电话:010-59787234　E-mail:zhiliang @ pmph.com

《环境与健康系列——洪涝灾害环境卫生与健康防护》

编写委员会

主　编

姚孝元　孙宗科

副主编

杨文静　樊　琳

编　委（按姓氏笔画排序）

丁　珵　中国疾病预防控制中心环境与健康相关产品安全所

于　博　中国疾病预防控制中心环境与健康相关产品安全所

王　丽　中国疾病预防控制中心环境与健康相关产品安全所

王　哲　中国疾病预防控制中心卫生应急中心

王　姣　中国疾病预防控制中心环境与健康相关产品安全所

叶　丹　中国疾病预防控制中心环境与健康相关产品安全所

吕　洁　中国疾病预防控制中心环境与健康相关产品安全所

刘　喆　中国疾病预防控制中心环境与健康相关产品安全所

刘思然　中国疾病预防控制中心环境与健康相关产品安全所

闫　旭　中国疾病预防控制中心环境与健康相关产品安全所

孙宗科　中国疾病预防控制中心环境与健康相关产品安全所

李竟榕　中国疾病预防控制中心环境与健康相关产品安全所

杨文静　中国疾病预防控制中心环境与健康相关产品安全所

杨璐璐　中国疾病预防控制中心环境与健康相关产品安全所

张宇晶　中国疾病预防控制中心环境与健康相关产品安全所

段弘扬　中国疾病预防控制中心环境与健康相关产品安全所

姚孝元　中国疾病预防控制中心环境与健康相关产品安全所

廖　岩　中国疾病预防控制中心环境与健康相关产品安全所

樊　琳　中国疾病预防控制中心环境与健康相关产品安全所

潘力军　中国疾病预防控制中心环境与健康相关产品安全所

前言

随着科学技术的进步，我国在构建防洪减灾理念、加强风险预警技术以及山洪和次生灾害的防治等方面开展了很多积极实践，也取得了一些行之有效的工作成果。但从世界范围来看，洪涝灾害造成的经济损失和人员伤亡仍高居各类灾害之首，对当地的社会经济发展和公共安全构成严重威胁。洪涝灾害并非单纯的自然灾害，同时还具有社会属性，它造成了人们日常生活环境的破坏，身心健康的损害，甚至能够引起传染病的暴发流行。所以非常有必要对洪涝灾害的环境卫生问题进行梳理，对防洪减灾社会行为和应急管理进行探索，提出灾害条件下的人群健康防护策略。

为了规范开展洪涝灾害卫生应急相关工作，宣传和普及相关科学知识，保护灾区人群健康，我们组织编撰了《洪涝灾害环境卫生与健康防护》。本书以洪涝灾害的健康危害、健康防护为关键节点，结合环境卫生学、传染病学以及风险管理等理论与方法,收集国内外最新防洪政策的有关资料和相关研究,为防洪减灾卫生实践提供指导。本书共分四个章节:第一章对洪涝灾害的基本知识进行介绍,揭示其成因及影响因素;第二章以物理因素、化学因素、生物因素和心理因素为基础,阐述洪涝灾害的健康危害因素;第三章结合洪涝灾害期间受灾地区实际情况,提出环境卫生管理要求,包括临时安置点的基本要求、饮水安全、食品安全、临时厕所、垃圾管理、预防性消毒、医疗服务、疫情与症状监测、健康教育9个方面;第四章围绕洪涝灾害主要健康危害的公众防护需求,从事前预防、事中干预、事后救助的策略角度,提出多目标、多环节、分阶段的综合防护措施。

本书编写一方面注重科学性和先进性,另一方面注重实用性和可操作性。本书可以作为疾控机构专业人员开展洪涝灾害应急工作的一本工作手册,指导其有序、规范、高效地开展洪涝灾害环境卫生应急工作;还可以作为大众阅读的一本科普材料,帮助其掌握基本的防汛健康防护知识,提高"避险"意识。本书的出版,希望能够对规范洪涝灾害环境卫生应急管理,加强应急宣传教育,减轻灾害风险,保障受灾群众健康起到积极的促进作用。

　　在本书出版之际,我们衷心感谢众编审专家的大力支持。由于编者知识有限,书中难免有疏漏之处,恳请广大读者和同行不吝赐教。

编者

2021 年 5 月

目录

第一章 洪涝灾害概述

第一节 概念

洪水是指超过容水场所承纳能力的水量,产生剧增或水位急涨的现象。洪水大小常以洪峰流量(或洪峰水位)、洪水总量、洪水历时来描述,统称为洪水三要素。洪水三要素是评估洪水大小和危害程度的重要指标。洪水给人类正常生活、生产活动带来损失与祸患,其中,由于强降雨、冰雪融化、冰凌、堤坝溃决、风暴潮等原因引起江河湖泊及沿海水量增加、水位上涨而泛滥以及山洪暴发所造成的灾害称为洪灾;因大雨、暴雨或长期降雨量过于集中而产生大量的积水和径流,排水不及时,致使土地、房屋等渍水、受淹而造成的灾害称为涝灾。地面积水常称为明涝,地面积水不明显而耕作层土壤过湿的现象称为渍涝。由于洪灾和涝灾往往同时发生,有时也难以区分,常把洪灾和涝灾统称为洪涝灾害(flood disaster),简称洪灾。在全球气候变化的背景下,极端天气事件频发。由极端天气事件频发导致的灾害风险增加已成为影响全球安全与发展的重大挑战,严重影响到人类社会的可持续发展。其中,洪涝灾害是全球发生频率较高、影响人口较为广泛、损失较严重的自然灾害之一。

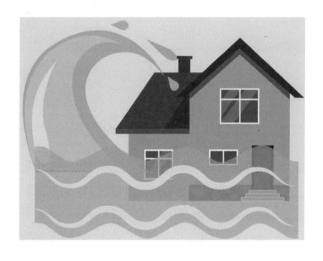

第二节 类型

洪涝灾害最常见的分类方式是按照成因分类,分为暴雨洪涝、风暴潮洪涝、潮汐洪涝和融雪洪涝,这一分类方式侧重洪涝灾害形成机制、发生规律;依据特征,洪涝灾害可划分为溃决型、漫溢型、内涝型、行蓄洪型和山洪型,这一分类方式侧重灾害特征、淹没范围及其他相关衍生灾害影响等;依据灾害损害影响,可划分为直接损害型、间接损害型、有形损害型和无形损害型,这一分类侧重于灾损情况、人类行为等由灾害引发的社会经济问题。具体见表 1-1。

表 1-1 洪涝灾害的分类及定义

分类方式	类型	定义	特征
成因	暴雨洪涝	由台风暴雨、梅雨锋暴雨等强降雨极端气候事件形成的洪水灾害	引发河水水量迅速增加、水位急剧上升的现象
	风暴潮洪涝	由于剧烈大气扰动导致海水异常升降,同时和天文潮叠加而引发的洪涝灾害	通常在飓风或强低压天气系统登陆海岸时发生
	潮汐洪涝	海水在引力潮作用下上涨而引发的洪涝灾害	海洋潮汐和河流流量共同引起的振荡决定洪涝风险值
	融雪洪涝	由于积雪融水和冰川融水而引发的洪涝灾害	一般发生在春季,年际变化较大
特征	溃决型	泛指江河、湖海、堤防、塘坝等因自然或人为因素造成溃决而形成的洪涝灾害	具有突发性强、来势凶猛、破坏力大的特点
	漫溢型	水位高于堤防或大坝,水流漫溢,淹没低平的平原或山前的一些冲积、洪积扇区的现象	洪水受地形控制大,水流扩散速度较慢,洪灾损失与土地利用状况有关
	内涝型	内陆腹地因排水不畅而形成的积水现象	主要发生在一些沿海地势较低及城市特定地区

续表

分类方式	类型	定义	特征
特征	行蓄洪型	山谷或平原水库及河道干流两侧的行洪、蓄洪区因河道来水过大，难以及时排出	常为人为洪涝灾害
	山洪型	发生于山区河流中暴涨暴落的突发性洪涝灾害	常伴生泥石流，是一种危害极大的山地自然灾害
发生地区	山地丘陵型	由于暴雨等导致河道两侧的山地、耕地、居住区的降水最终都汇集于低洼的河道，导致发生洪涝灾害	范围小，历时短暂，但是破坏力非常大，常常损毁建筑，发生再次人员伤亡。突发性较强，预测和预防困难
	平原型	由于平原降水时空分配不均，河床泥沙沉积，河湖淤塞、排水不畅，导致发生洪涝灾害	涝积时间长，影响范围广，可造成巨大的经济损失
	滨海型	由台风暴潮、天文大潮以及海啸等造成的洪涝灾害	其灾害的特点和致灾的因素均不同
损害影响	直接损害型	由于洪水与人类、财产或任何其他物体的物理接触而造成的损害	由洪涝事件直接导致

续表

分类方式	类型	定义	特征
	间接损害型	由直接影响引起的其他损害	发生在洪涝事件之外的空间或时间
损害影响	有形损害型	对人力资本或资源流动的损害	易用货币表示
	无形损害型	对没有在市场上交易、难以转化为货币价值的资产的损害	不易用货币表示

第三节 全球洪灾概览

人类依水而傍,洪涝灾害是全球常见的自然灾害之一。联合国国际减灾十年委员会(International Decade for Natural Disaster Reduction,IDNDR)指出,洪水给人类带来的严峻灾害影响,占自然灾害引起死亡的 55%,占自然灾害引起经济损失的 31%。据统计,1989—2019 年全球较大自然灾害频次年均约 320 次,呈现先增后减的趋势;洪涝和风暴灾害相对多发,占比超过 60%。目前全球各种自然灾害所造成的损失,洪涝占 40%,热带气旋占 20%,干旱占 15%,地震占 15%,其他占 10%。而在各种自然灾害中,洪水导致的人口死亡率最高,占全部因自然灾难死亡人口数量的 75%。世界银行和经济合作与发展组织的研究报告指出,由气候变化导致的海平面上升使全球沿海城市面临洪水泛滥的危险,而目前的防护措施根本不足以抵御地表下陷和水位上升带来的洪灾。如果全球洪灾风险最大的沿海城市不采取必要的应对措施,到 2050 年,洪灾每年造成的损失总额可高达 1 万亿美元。近年来,洪涝灾害的发生频次、强度不断加深,灾损程度日益严重,由于人口密度大、土地利用不合理、排水设施不完善等原因,强降水引发的暴雨洪涝灾害对发展中国家的影响尤为深刻。

洪涝灾害作为相当复杂的灾害形式,既有整个水系的泛滥,也有小范围暴雨的局部灾情;既有过量降水引起的洪灾,又有风暴、地震、火山、滑坡、海啸、雪崩、崩塌等引发的次生灾害;既有纯自然性质的洪灾,也有人为造成而加剧的洪涝灾害。纵观全球,洪涝灾害多发生在人口密集、垦殖度高、河湖众多、降雨丰沛的北半球暖湿带和亚热带。

从全球范围来看,洪涝集中在中低纬度地区,主要是亚热带季风气候区、亚热带湿润气候区、温带海洋性气候区(降水季节变化明显)。这些地区主要包括:孟加拉国北部及沿海地区、中国东南沿海地区、日本、东南亚地区、加勒比海地区和美国东部近海岸地区。此外,在一些国家的内陆大江大河流域,特别是河流的中下游和地势低洼地区也容易出现洪涝灾害。中国、印度、孟加拉国、日本等亚洲国家是遭受洪水袭击较严重的国家。亚太地区洪涝灾害呈明显上升趋势,而每次洪涝灾害造成的死亡人数和经济损失也呈现逐年上升趋势。在空间上,东南亚发生洪涝灾害的次数较多,南亚和东亚洪涝灾害造成的死亡人数较多,东亚地区洪涝灾害造成的受灾人数和经济损失较大;亚太地区41个典型国家中,中国和印度发生洪涝灾害的次数较多。近年来,亚太地区防洪减灾能力有了比较明显的提升,但南亚地区、朝鲜、尼泊尔、中国、印度、日本、韩国等国家仍需全面提高防洪减灾能力,以减少洪涝灾害造成的人口死亡和经济损失。

1991年4月29日,孟加拉国发生特大洪灾,全国受灾人数约1000万,死亡人数超过10万,另有约10万人受伤,18万头牲畜丧生,直接经济损失高达30亿美元。1998年我国发生特大洪灾,涉及我国大陆29个省份,农田受灾面积达到0.212亿公顷,成灾面积约0.131亿公顷,受灾人数2.23亿人,死亡4000多人,房屋倒塌497万间,经济损失高达1666亿元。2011年,受台风和强降雨的影响,泰国连降暴雨引发洪水,中部地区受灾尤其严重。洪水造成数百万人受灾,1/3省份被淹,多个工厂停产。在泰南地区,超过700人在新近持续4个多月发生的洪涝灾害中遇难。近30年死亡人数较多的十次洪灾,如图1-1所示。

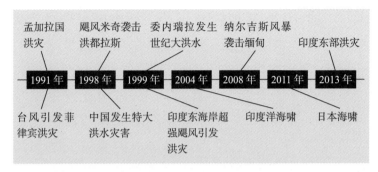

图 1-1 1990—2020 年死亡人数较多的十次洪灾

联合国政府间气候变化专门委员会（Intergovernmental Panel on Climate Change，IPCC）第五次评估报告分析了全球洪涝灾害的原因，近年来全球气候变化显著，中纬度大部分陆地区域和湿润的热带地区强降水强度与发生频率都呈增加趋势，气候变化导致气候事件的发生概率、强度、空间及时间改变加剧，自然灾害极端事件影响也在不断升级。

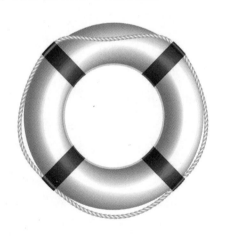

第四节 我国洪涝灾害的特点

我国遭受洪涝灾害的次数、强度、损失、影响范围均居我国各类自然灾害之首。据民政部资料统计，我国每年各地的洪涝灾情少则数十次，多至上百次。但由于水利设施的兴建、防洪减灾机制的建立、风险防范意识的提高、预警调度等方面的投入，我国受灾面积和因灾死亡人数总体呈现逐步下降的趋势。

我国洪涝灾害的形成，受很多因素影响，而且灾害种类也是多种多样。我国洪涝灾害的特点具体表现为以下几方面。

一、范围广

除沙漠、极端干旱地区和高寒地区外，中国大约 2/3 的国土面积都存在着不同程度和类型的洪涝灾害。我国年降水量较多，且 60%～80% 集中在汛期 6—9 月的东部地区，常常发生暴雨洪水；占国土面积约 70% 的山地、丘陵和高原地区常因暴雨发生山洪、泥石流；沿海省、自治区、直辖市每年都有部分地区遭受风暴潮引起的洪水袭击；中国北方的黄河、松花江等河流有时还会因冰凌引起洪水；新疆、青海、西藏等地时有融雪洪水发生；水库垮坝和人为坝堤决口造成的洪水也时有发生。洪涝灾害不仅对社会有害，甚至能够严重危害相邻流域，造成水系变迁。

在地形方面,我国东部地势低平,排水不畅。洪涝主要分布在大兴安岭 - 太行山 - 武陵山以东,这个地区又被南岭、大别山 - 秦岭、阴山分割为 4 个多发区。根据历史洪涝统计资料,雨涝最严重的地区主要为东南沿海地区、湘赣地区、淮河流域,次多雨涝区有长江中下游、南岭、武夷山、海河与黄河下游、四川盆地、辽河、松花江地区。我国洪涝最少的地区是西北地区,次为黄土高原、云贵高原和东北地区。概括而言,我国洪涝灾害分布特点:东部多,西部少;沿海多,内陆少;平原湖区多,高原山地少;山脉东南坡多,西北坡少。

二、时空分布集中

我国重大洪涝灾害主要发生在长江流域、珠江流域、黄淮海流域和松辽流域等七大江河流域,时间上主要集中在夏季,具有明显的季节特征。春季雨水较少,一般重大洪涝灾害发生较少;在季风环流的影响下,中国大部分地区全年降水量主要集中在夏、秋两季,容易形成特大洪涝灾害。我国洪涝灾害的发生,主要受雨季长短和降雨集中度的影响。华南地区雨季长,夏季和秋季降雨比较集中,是我国洪涝受灾时间最长、次数最多的地区。长江和珠江流域发生的洪涝灾害时间早且持续时间长,长江中下游自 5 月出现洪涝,6、7 月加强,8 月减退;珠江流域则集中在 5—7 月。黄淮海地区 7、8 月正值雨季雨水较多,洪涝范围较大、次数较多。松辽流域受夏季风影响比较晚且时间比较短,故雨季时间很短,重大洪涝灾害都集中在 7—8 月。辽河流域 1995 年重大洪涝灾害发生在 6 月初至 8 月上旬。松花江流域 1998 年重大洪涝灾害发生在 6 月中旬至 8 月中旬。西南地区地形复杂,洪涝出现的规律不强。西北地区很少出现大范围的洪涝现象。

　　我国洪涝常常是多地区同时发生。从洪涝灾害的分布来看,20 世纪 90 年代以来,两条以上流域同时成灾的频率明显提高,除 1994 年只有珠江流域发生大洪水外,其他年份都出现全国多流域同时发生洪水灾害的极端情况。如 1991 年和 2003 年长江流域和淮河流域同时发生重大洪涝灾害。2020 年入汛以来,我国南方地区发生多次强降雨,造成多地发生较重洪涝灾害。长江中下游、黄河中上游和海河流域以及松花江流域或有较重汛情。

三、突发性强且发生频繁

　　中国东部地区常常发生强度大、范围广的暴雨,而江河防洪能力又较低,因此洪涝灾害的突发性强。我国重大洪涝灾害发生也比较频繁。在一般范围流域性洪涝的出现频次中,长江中游占 14.6%,平均约 6.5年发生一次洪灾。从全国来说,大洪水发生的年份也存在着相对集中的时期,20 世纪 30 年代和 50 年代特别频繁，十年之中就分别发生 8 次和 11 次大洪水，平均 1 年左右就有一次大洪水发生。60 年代至 70 年代的大洪水相对较少，二十年中共发生 4 次大洪水。进入 20 世纪 80 年代以后，长江中游洪涝灾害明显增多。

四、损失大

洪涝灾害威胁严重，从古至今，对我国社会和经济的发展都有着重大的影响。大江大河的特大洪水灾害，会造成全国范围的严重后果。以 1931 年长江大水为例，洪灾遍及四川、湖北、湖南、江西、安徽、江苏等省，受灾面积达 15 万 km^2，受灾群众达 2800 万人，死亡人数达 14.5 万。黄河的水灾更为频繁，由于含沙量大，黄河决口还将严重危害相邻流域，甚至造成水系的变迁等问题，引起严重的环境后果。

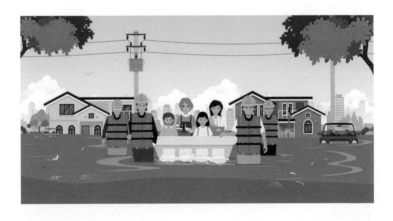

第五节 洪涝灾害的影响因素

在空间上,洪涝灾害的发生一般取决于两个因素:一是上界面,即降水在空间和时间上的集中程度;二是下垫面或地生态,即地表对过多水的蓄、泄、堵的容量和能力大小。一旦发生暴雨,地表水量超过了蓄水容量和排水能力,河、湖又缺乏足够高和坚固的堤坝保岸拦水,则可使河湖横溢,洪水泛滥。

在属性方面,洪涝灾害的形成与气候、地貌、水文和人类活动均有关系,其具有双重性,既有自然属性,又有社会属性。洪涝灾害的形成必须具备两方面条件:第一,自然因素,只有当洪水自然变异强度达到一定标准,才可能出现灾害,主要影响因素有地理位置、气候条件和地形地势;第二,社会经济因素,只有当洪水发生在有人类活动的地方才能成灾。受洪水威胁最大的往往是中下游地区,该地区水资源丰富、土地平坦、人口密集、经济发达,洪水造成的危害和损失往往更大。

一、自然因素

自然因素包括天气气候、地理环境、水系特征及太阳辐射等。自然因素是洪涝灾害发生的最主要和最根本的因素。

（一）天气气候

暴雨是在一定气候条件下产生的高强度和大范围的降雨，常常会造成大范围山体滑坡、泥石流、涝渍灾害和城市内涝等，由暴雨形成的河流洪水又可造成更大的洪灾。

其次，气候类型也会对洪涝灾害产生一定的影响，尤其是厄尔尼诺和越赤道气流等气候异常，是造成洪涝灾害的主要原因之一。厄尔尼诺现象是太平洋赤道带大范围内海洋和大气相互作用后失去平衡而产生的一种气候现象。当这种现象发生时，海水温度大范围上升，可改变传统的赤道洋流和东南信风，导致全球性的气候异常。例如，近年来由于秘鲁沿海的水循环异常而引起的厄尔尼诺，导致全球部分地区洪涝灾害损失惨重，部分地区则严重干旱少雨，旱涝分布面积广，严重威胁人们的生产生活和社会稳定。近百年来我国的严重洪水，如 1931 年、1954 年和 1998 年，都发生在厄尔尼诺年的次年。我国 1998 年遭遇的特大洪水，厄尔尼诺便是最重要的影响因素之一。越赤道气流是热带大气环流的重要组成部分，其时空变化特征及通道分布对全球大气环流尤其是中低纬度大气环流系统有显著影响。其与台风、暴雨天气的形成有密切关系，从而可影响洪涝灾害的发生。

(二)地理环境

地理环境包括地形、地貌等,也是影响洪涝的重要因素。

关于地形,一方面,暴雨容易在山地的迎风坡一侧发生或加强,从而导致洪涝灾害的发生。当偏南潮湿气流北上,且风速较强或与山脉交角较大时,复合作用更为突出。由于喇叭口附近地形易于水气积聚和对流增强,加大降水量,往往造成山前山洪的暴发,洪涝灾害明显。另一方面,当绝对高程越低,地形变化越小,越容易遭受洪水侵袭、排除洪水越困难,易发生洪灾。因此坡地不易发生涝害,而洼地因排水困难,常大面积受涝。广大山岭与平原交界处是涝灾多发区。在山区,坡陡流速大,且所带泥沙量大,到平原坡度突减,流速骤然变小,因河床泥沙淤积等原因,使山区和平原交界处河道壅塞,泄水不及而泛滥,往往积水成涝。

关于地貌,汇水面积大而出口小的河流容易发生洪涝灾害,例如岩溶山区的地下河,在连降大雨、暴雨和大暴雨情况下,因地下岩溶通道排泄不及时,乃至无排泄通道而导致洪灾突然发生。渗水快的沙土地不易发生涝害;而土壤透水性差的河网地区,雨水稍多时就易发生涝害。在植被茂密的地区,泄洪能力较强,反之,在土地裸露、植被稀少、河道狭窄、地形地势高低崎岖的情况下,一旦遇到暴雨和大量冰雪融水容易引起洪涝灾害。

(三)水系特征

海洋是地球温度的"调节器",海洋的地理分布对降水量影响较大。一般情况下,沿海地区降水量大,这些地区一般属于湿润地区,在大洋上形成的热带气旋,携带大量雨水,登陆陆地以后,常引起暴雨洪水、溃堤洪水和风暴潮等,洪涝灾害危害较大。冰山雪山对洪涝灾害也可产生影响,气候严寒,江河结冰,山区则出现冰山雪山等,到春夏之季,江河解冻,冰山雪山融雪量大,常形成春汛,易引发冰凌洪水、融雪洪水。

(四)太阳辐射

太阳辐射是地球上生命赖以生存的基础,也是地球上一切物质运动的能量来源,太阳辐射的年内和年际变化是引起我国洪涝灾害的主要自然原因之一。太阳辐射量在高低纬度间分布高度不均可引起大气运动,其年内和年际变化异常导致大气运动的异常,由此使降水量在不同地区的降雨异常,容易引发洪涝灾害。

二、社会经济因素和人类活动的影响

(一)社会经济因素

社会经济因素在一定程度上影响洪涝灾害的规模大小和严重性。社会经济因素主要包括堤坝的建设与管理、洪水预报、汛期防汛抢险临时措施、法律法规的颁布与实施等。从根本上说,如果没有人类社会,洪水只不过是一种自然现象,根本称不上灾害。社会经济因素对洪涝灾害的影响具有两面性。在原始社会,生产力非常低下,人类社会对洪灾的抵御能力几乎为零。随着生产力的发展,修筑堤坝、河道整治和兴修水利已成为主要的防洪措施。例如我国 1952 年兴建的荆江分洪工程,在战胜 1954 年发生的特大洪水中发挥了极为重要的作用。同时,"退耕还湖""退耕还林""封山育林""退牧还草"等纠正措施对洪涝灾害的减轻产生了积极的作用。

然而,在人类社会的发展过程中,出于不同的利益而对河道治理等产生的矛盾,也对洪涝灾害的发生造成了一些负面影响。例如水化田围堤建垸,造成水土流失,湖泊面积缩小,容易发生洪涝灾害。20 世纪 80 年代以来,洪涝灾害对我国绝大部分地区危害加重,其主要原因之一就是我国现有的防洪工程大都兴建于五六十年代,不少工程年久失修,防洪能力降低。水利基础薄弱,更新改造任务繁重,防洪能力有待于进一步提高。

(二)人类活动

人类不恰当的经济活动也会增加洪涝灾害的风险,如围湖造田、滥伐森林、阻塞河湖水库及在下游低洼地过度开发等。人类进入工业革命时代以来,对自然的作用和影响越来越大。大面积的毁林开荒,使自然生态环境也越来越脆弱。人类不合理的活动和盲目开发建设,侵占河滩地,湿地大面积缩减,湖泊面积锐减,调蓄能力大幅度下降,使水土流失加剧,土地质量恶化和水体污染尤为严重。水土流失加剧了河湖泥沙淤积,河床抬高,增加了洪涝的危害系数,最终使得调蓄洪峰能力衰弱、水泛成灾。

人类活动导致的温室效应加重,使湿润地区洪涝灾害增多。20 世纪由于地表温度升高,许多地区变得异常干旱,而湿润地区则洪涝灾害明显增多。近一个世纪以来,地表温度的变化比过去几个世纪都要大。主要原因是工业发展需要大量使用化石原料,其次是大面积森林被破坏、土地退化导致大气中碳含量增多。人类肆无忌惮地铲除草坪、过度放牧、植被大面积被破坏,失去灌草天然保护屏障以后,土壤结构也逐渐被破坏,从而使贮藏的碳被大量释放,加剧了温室效应。随着地表温度的升高,其容纳的水蒸气量也不断增加,增加了地球表面的降水量,与 25 年前相比,大气中含有更多的水蒸气,最终新增降水量的分配将会高度不均,导致湿润地区洪涝灾害愈发增加,而干旱地区则会更加干旱。

三、城市洪灾的原因

随着城市化进展,人们对城市所处的自然环境改造作用愈来愈强,导致城市洪水灾害日渐频繁、严重。其主要原因包括以下几方面。

1. 大规模的城市建设使不透水表面大大增加,降低了天然地面的保水滞洪功能,导致汇流时间缩短,径流系数增加,明显改变了洪水汇流规律。在城市化发展的不同阶段,对地表径流产生不同的水文影响也有所区别,但最终都是使城市排水难度增加。

2. 由于城市多位于河流中、下游沿岸地区,河道的淤积使其纵剖面逐渐变得上陡下缓,上游来洪猛,下游排泄不畅,从而大大增加城市洪水灾害的概率。

3. 随着全球气候转暖,海平面上升波动,以及沿海城市超量使用地下水造成的地面沉降,使得海侵对我国沿海城市构成重大威胁。

4. 由于城市人口集中,工业发达,交通拥堵,大气污染严重,且城市中的建筑大多以石头、混凝土和沥青等材料为主,绿地减少,加上建筑物本身对风的阻挡或减弱作用等因素,气温明显高于外围郊区,形成热岛效应,逐渐成为强降雨中心,导致城市雨水比农村多,城区的年降雨量比农村地区高 5%～10%,容易发生洪涝灾害。

5. 城市范围的扩展往往使原来设计的河道排洪断面逐渐偏小,不适应新的排水需求,加之城市土地昂贵,扩大河道断面十分困难,甚至有些城市原有河道、灌地容积也难以保持,几乎成了垃圾与废渣的存放库,每逢暴雨洪水来临,就容易出现河道阻水、排水不畅等问题。

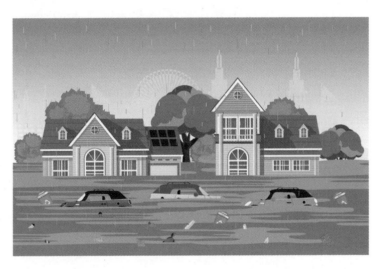

第二章　洪涝灾害常见健康危害因素

第一节　洪涝灾害常见健康危害

自古以来,洪涝灾害就一直是困扰人类社会发展的主要自然灾害之一,除造成直接损害之外,洪涝的环境健康危害也不容忽视。洪涝灾害对人群所造成的环境健康危害因素种类较多。在对典型洪水灾害情形进行综合剖析的基础上,按照影响因素将洪涝灾害常见健康危害分为物理因素、化学因素、生物因素、心理影响因素以及间接影响因素。

不同时期灾害表现形式不同,危害也不同,救灾防病工作的重点也不相同。按洪涝灾害形成过程和危害作用形成可以分为四期。

一、积聚期(灾害前期)

降水量显著大于往年,降水时间延长,江河地面水位高涨,一旦突破江河承受能力,即暴发成灾。此期如能充分利用水利设施功能统筹调节,做好备灾防汛工作,则能有效地控制水情,减少灾害损失。这一时期健康影响主要包括溺水、外伤、中暑或体温过低、被动物咬伤等。

二、破坏期(冲击期)

由于洪水蓄积能量的释放,不断出现洪峰,凶猛冲击堤坝,形成溢坝或决口,洪水冲向田野村庄、房舍、工矿、交通及水利设施;内涝淹没农田、住宅;破坏生态环境造成受灾群众生命财产损失等。这一时期的健康风险与人群撤离中的意外伤害以及医疗卫生等基础设施的损坏有关。其中感染等生物性因素,一氧化碳中毒及洪水中化学污染等化学性因素以及营养状况恶化所带来的健康危害最为严重。

三、效应期(冲击后期)

此时水位平稳或逐渐下降,生物群落的迁移破坏了生态环境,受灾群众生活条件恶劣、食物资源匮乏及心理精神因素的影响,造成受灾群众容易受到疾病威胁导致身体健康损害。

四、恢复期(灾害末期)

洪水消退,受灾群众回原地重建家园,由于灾害对环境破坏及致病因素留下的潜在危害仍存在,后遗症包括慢性病、残疾、创伤后应激障碍、焦虑等心理状况不佳,以及营养不良和贫困导致的各种疾病。

第二节 物理性健康危害因素

一、溺水

溺水又称淹溺,是指人淹没于水或其他液体介质中并受到伤害的状况,是重要的急性理化损伤综合征之一。淹溺的严重情况为溺死,一般认为于淹溺后 24 小时内死亡者称为溺死。溺水是世界各地非故意伤害死亡的第三大原因,也是儿童和青年十大主要死因之一。洪水导致的死亡人数中,约 2/3 是由溺水引起。洪涝灾害时溺水的具体原因包括掉入湍急的洪水中、处于被洪水冲毁的建筑物之中、在洪流中驾驶汽车被淹没等。监护不利是儿童淹溺的最常见原因。

溺水可导致水、泥沙阻塞呼吸道,喉及气管发生反射性痉挛,造成呼吸道阻塞;还可导致电解质平衡严重紊乱以及急性肺水肿。根据淹溺水的性质,分为淡水淹溺和海水淹溺。淡水淹溺指在江、河、湖、池等低渗的淡水中导致的淹溺。淡水进入血液循环,会引起高血容量,从而稀释血液,即低渗状态。可导致水电解质失衡等引发心搏骤停。海水淹溺指在含氯化钠及大量钙盐和镁盐的海水中导致的淹溺。海水是高渗液体,对呼吸道和肺泡有化学性刺激作用,可引起急性非心源性肺水肿、低血容量;可抑制中枢和周围神经,导致横纹肌无力、血管扩张和血压降低等高镁血症症状;以及心律失常等高钙血症症状。

二、物理性创伤

物理性创伤是洪涝受灾人群中非常普遍的一种健康危害因素,可能发生在洪涝灾害的整个过程中。洪涝灾害可造成建筑物倒塌,高空坠落,同时可伴随泥石流、山体滑坡等次生灾害,居民可能在撤离灾害现场时,受到不同程度的创伤。轻可导致表皮剥脱、皮下出血、挫伤,重则骨折、肢体断离挫碎、内脏损伤和脑损伤,甚至死亡。

三、中暑和低体温

洪涝灾害发生后,由于灾区居住环境遭到了严重破坏,人民群众生活直接暴露在阳光直射条件下,机体体温调节障碍,容易出现水、电解质代谢紊乱及神经系统功能损害等症状,极易发生中暑。中暑的主要症状包括发热、乏力、皮肤灼热、头晕、恶心、呕吐、胸闷、烦躁不安、脉搏细速、血压下降等。重症病例可有头痛剧烈、昏厥、昏迷、痉挛等。

在较寒冷的天气下出现洪灾,由于水的热传导系数是空气的 25 倍,落入江河湖海或其他冷水中可引起快速冷却型体温过低,体温急剧下降,严重者几小时即可产生致死性低体温。当与冷水接触时间过长时,机体则不能保存或产生足够的热量,中心体温开始下降。低温对人体的伤害表现为两个方面:一是皮肤冻疮和冻伤;二是全身低温性反应。全身低温性反应即因低温作用使人体中心体温降至35℃以下。当中心体温降至35℃时,会出现皮肤苍白冰冷、口唇耳垂呈紫色、轻度颤抖;还可导致疲倦、共济失调、麻木、定向障碍和精神紊乱等症状。当中心体温降至32℃时,将失去知觉、静脉萎陷、肌肉僵硬、瞳孔扩大、心律失常、心跳减弱,最终导致死亡。

四、触电

触电是人体触及带电体、带电体与人体之间电弧放电时,电流经过人体流入大地或进入其他导体构成回路的现象。触电是造成洪灾死亡因素中重要的一项。首先,洪涝常带来高温、高湿环境,使电器及线路绝缘性降低,容易漏电;其次,暴风雨可刮倒电线杆,电线断裂下落,可能引起电路短路和电击,这些因素都会增加人群触电风险。触电对人群健康造成的损伤,轻可导致接触部位肌肉收缩、头晕、心动过速;重则昏迷、持续抽搐,甚至呼吸和心搏骤停以致死亡。洪涝灾害中常见的触电类型为电击伤、电热灼伤和闪电损伤三种。电击伤是当人体接触电流时,电流进入人体,造成机体组织损伤和功能障碍。电热灼伤是由于人体接触超过1000V 的高压电,由于人体组织具有不同电阻,电流通过后产生热能,造成人体的烧伤。电压越高,灼伤程度越严重。闪电损伤是由于洪涝暴雨过程伴有雷暴,如被雷电击中,可致心跳骤停,伴有心肌损害,皮肤血管收缩呈网状图案,继而出现肌球蛋白尿。其他临床表现与高压电损伤相似。

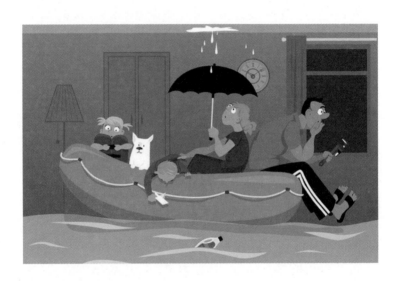

第三节　生物性健康危害因素

一、传染性疾病

洪水期间生态环境的改变,动植物、昆虫、寄生虫等环境受到破坏,受灾人群抵抗力下降,极易导致传染病的流行。同时洪涝灾害发生后，由于供水系统毁损，居住条件受到破坏，食物安全难以保障，人群与病媒生物的接触机会增多，人口流动性加大，人群抵抗力降低以及卫生服务可及性降低等因素影响，极易发生各类传染病疫情。发生洪水灾害时，病毒和细菌导致的传染病传播风险与人口数量、密度、卫生情况、个人营养状况、免疫水平以及自然环境被破坏程度等多种因素有关。

洪涝灾害时传染病来势猛、传播快、发病率高。洪涝灾害发生后，受灾地区导致传染病暴发流行的危险因素可能发生改变，极易导致灾区出现传染病暴发疫情。洪涝灾害后传染病常具有地区性，但也可能蔓延扩大。如灾后某些自然疫源性疾病或虫媒传染病可能因为宿主动物和媒介生物的迁移而导致在非疫源地发生暴发流行。高收入国家和低收入国家对洪涝灾害的承受力存在极大差异，可能与当地卫生状况和居民健康素养有关，区域性卫生条件差和人群健康素养低都易导致疾病的暴发性增长。

洪涝灾害后的不同时段，各类传染病的发生风险也存在差别。洪涝灾害过后，由于饮用水源污染，供水和消毒设施受到不同程度破坏，加上洪涝灾区居住环境拥挤，卫生条件差，饮水水源和食物极易遭受污染，因此灾后初期应该更加关注肠道传染病的发生风险；洪涝中期，受灾群众被转移至堤坝或高处，居住拥挤，过度集中，露宿人口增多，受灾人群频繁接触疫水,呼吸道传染病、虫媒及自然疫源性疾病的发生风险增加;洪涝后期,洪水消退,鼠类、钉螺以及蚊类易繁殖,虫媒传染病及自然疫源性疾病成为主要威胁。

(一)肠道传染病

肠道传染病是病原体经口侵入肠道并引起腹泻和/或其他脏器及全身性感染的一类疾病。灾区常见肠道传染病主要有细菌性痢疾、霍乱、伤寒、副伤寒和其他如沙门菌、副溶血性弧菌、空肠弯曲菌、致病性大肠杆菌、耶尔森氏菌等细菌引起的细菌性腹泻病;同时也经常发生轮状病毒、杯状病毒、肠道腺病毒和星状病毒等引起的病毒性腹泻病,以及隐孢子虫等寄生虫引起的寄生虫腹泻病。其他肠道传染病还包括甲型肝炎、戊型肝炎、手足口病等。

(二)自然疫源性疾病

自然疫源性疾病受自然因素的影响比较显著,一方面,由于洪涝灾害期间自然环境的改变,包括温度、湿度、水位及媒介生物的栖息地变化影响了病原体、传染源、传播媒介和宿主的生长繁殖和生活习性;另一方面,洪涝灾害期间灾区群众居住条件恶劣、营养不良、精神心理压抑,使机体对疾病的抵抗力下降,以及灾区卫生防病措施被损害,人与病媒接触机会增加等均易导致自然疫源性疾病的流行和暴发。洪灾后需要重点预防的自然疫源性传染病包括肾综合征出血热（流行性出血热）、钩端螺旋体病、流行性乙型脑炎、疟疾、血吸虫病、鼠疫、炭疽、布鲁氏菌病等。

（三）呼吸道传染病

呼吸道传染病是指病原体从人体的鼻腔、咽喉、气管和支气管等呼吸道感染侵入而引起的传染性疾病。常见的呼吸道传染病有流行性感冒、麻疹、水痘、风疹、流脑、流行性腮腺炎、肺结核等。呼吸道传染病可通过空气传播和间接接触传播。呼吸道传染病患者多分布在传染源周围，呈聚集性，离传染源越近，接触越密切，被感染机会越大，发病率越高。洪涝灾害期间，由于人群居住拥挤，易在安置点暴发疫情。人群普遍对呼吸道传染病易感，尤其是婴幼儿、儿童、老年人和免疫力低下者。

（四）其他传染性疾病

洪涝灾害后，尤其是内涝积水长期不退的地区，易发生传染性皮肤病。湿热的环境下，真菌等更易蔓延繁殖，可导致足癣、股癣和毛囊炎等多种皮肤传染病。其次，居住环境及卫生条件较差，不断接触污水，可导致流行性出血性结膜炎（红眼病）。流行性出血性结膜炎可通过眼-手-眼或眼-污染物品-眼传播，其潜伏期短，一般12～48小时内发病，发病两周内传染性最强。患者发病后可迅速出现异物感、眼刺痛、眼烧灼感、流泪、畏光以及水样分泌物增多;少数患者有全身发热、乏力、咽痛及肌肉酸痛等症状。

二、霉菌污染

洪水过后,房屋内积水和潮湿的环境是霉菌孳生的温床,许多物品如玻璃制品、衣物、皮革、家具、电器等均可被霉菌附着生长。霉菌可以深入多种类型的材料中,之后缓慢释放到空气或水中,接触含有这些霉菌的空气或水,可能产生致病风险。同时,霉菌还可以引起粮食霉变,人食用了霉变食物可导致食物中毒。

(一)易感人群

霉菌所释放出的生殖孢子可通过空气、水或动物进行传播。霉菌孢子可能引发过敏或哮喘,影响人群健康。对于过敏体质、患呼吸系统疾病(哮喘等)或免疫系统疾病(例如 HIV 感染、肿瘤化疗期、器官移植等)的人群,危害尤其大。

(二)危害

空气中霉菌毒素可通过呼吸道吸入和皮肤吸收进入体内。许多霉菌的孢子粒径在 $5\mu m$ 左右,这样大小的颗粒可沉积在肺泡,其所附真菌毒素由于具有低分子量和可溶性特征,易通过呼吸道黏膜吸收。同时霉菌毒素亦可经皮吸收,皮肤条件如含水量、皮肤调节因素及毒素与孢子结合的紧密程度可影响毒素经皮吸收的速率和数量,皮肤接触霉菌毒素后反应明显。霉菌毒素一经吸入,其毒性作用与经其他途径(消化道等)吸收所产生的作用类似。

1.过敏　空气中的霉菌孢子进入鼻腔,引发与其他常见的空气过敏原相似的症状,例如鼻塞、眼睛和皮肤刺痒(皮疹)等症状。霉菌孢子还可能进入肺部,引发哮喘。可产生过敏原孢子的最常见霉菌有:细极链格孢菌、曲霉菌、多主枝孢霉菌和青霉菌。

2.感染　致病性霉菌会引起人体感染。免疫系统脆弱以及有慢性肺部疾病(如慢性阻塞性肺疾病)的人群可能会发生肺部霉菌感染。例如烟曲霉菌,是引发侵袭性曲霉病的主要原因,可能引起慢性肺部感染。新型隐球菌可导致免疫功能低下者患隐球菌性脑膜炎。

3.中毒　有毒霉菌可产生霉菌毒素,引发人和动物的毒性反应。这些霉菌毒素可能会进入空气,与孢子一起传播。霉菌毒素在空气中还会通过非常细小的尘埃或壁纸碎屑进行传播,很容易被吸入。最常见的霉菌毒素包括腐皮镰刀菌毒素、葡萄穗霉毒素、杂色曲霉毒素、黑曲霉毒素和黄曲霉毒素等。

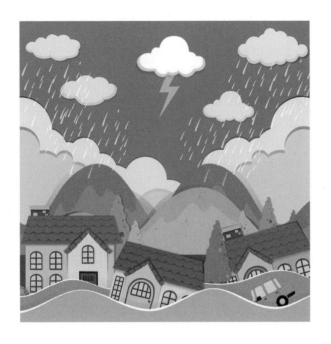

第四节　化学性健康危害因素

一、一氧化碳中毒

一氧化碳中毒是洪涝灾害发生后的一个特殊问题,洪涝灾害后不正确地用电及用火,特别在洪涝灾害后清理和恢复过程中的一些高风险行为均可导致一氧化碳中毒。一氧化碳是一种无色、无臭、无味的气体,如果不使用专业的检测设备,无法检测到。

1.产生原因

任何含碳燃料(例如烃类气体、汽油、石油或木材)

在湿度较大的情况下不完全燃烧,均可能产生一氧化碳。灾害后,含碳燃料在烹饪加热或取暖中的使用增加,一氧化碳的产生概率随之增加。洪水携带的碎屑可能阻塞烟道,影响燃烧过程,灾害后使用洪灾损坏的锅炉/熔炉等设备会增加一氧化碳中毒的风险。洪涝灾害可造成供电系统损害,常采用便携式发电机作为电源,其产生废气中的一氧化碳在封闭环境下可迅速达到致命水平。在相对封闭、通风不够的空间使用泵机抽水的设备,也有可能会导致一氧化碳累积从而引发安全事故。

2. 中毒表现

一氧化碳会与红细胞中的血红蛋白结合,血红蛋白被一氧化碳结合后,无法携带氧气,导致血氧含量下降,机体组织细胞会因缺氧而出现一系列症状。一氧化碳中毒的健康影响因浓度而异,随着血液中一氧化碳含量的增加,症状会加重。低浓度时会出现呼吸急促和头痛,然后出现头晕、视力丧失、意识模糊、虚脱、昏迷、抽搐,最终导致脑部损伤或死亡。长期吸入一氧化碳可造成记忆力减退或注意力不集中。一氧化碳中毒根据中毒程度,常分为:①轻度,出现头晕、无力、耳鸣、恶心等症状;②中度,出现颜面潮红,呼吸、血压、心率改变,瞳孔对光反应迟钝、嗜睡等;③重度,出现脑水肿、昏迷、呼吸衰竭、心肌梗死、急性肾功能衰竭等。

二、洪水中的化学污染

洪水常可导致污水处理厂（包括下水管道）、垃圾填埋场或化工厂被淹没，未处理的污水和原本正常储存的化学物质会被洪水冲刷出来进入水环境，对接触人群带来一定的健康风险。根据洪水的严重程度和化学物质的性质不同，健康风险也有所差别。随着时间推移，洪水对其不断稀释，风险会逐渐降低。

根据化学物质的不同来源，化学性污染可分为以下几类：

1. 碳氢化合物

受洪水影响，碳氢化合物、机油和油脂泄漏到路面和人行道上，洪水中显示的彩虹色是泄漏碳氢化合物、油脂、石油产品的信号。

2. 重金属

主要来自汽车尾气、磨损的轮胎和发动机零件、刹车亚麻油、油漆和铁锈等；其次，也可来自废弃矿山中的铝、砷、镉、钴、铜、铁、铅、锰、镍、银和锌等典型矿物和金属。这些重金属、类金属进入洪水后，可能在鱼类、野生动植物或人类体内发生生物蓄积，并可导致人或动物死亡、先天性异常、癌症、基因突变、急性或慢性疾病。

3. 硫化物和氯化物

农田里的化肥和农药，经洪水冲刷之后可进入水环境，由于洪水的稀释作用，产生的危害相对较小。废弃矿井(尤其是煤矿)产生的酸性排水在洪水泛滥时也会对人体产生一定的健康危害。排水接触空气后,硫化物氧化形成硫酸,pH 为 2～3,会使得多种重金属溶于其中,与人接触后产生较大的健康风险。

4. 其他有机化合物

在某些情况下,土壤、沉积物或地下水中仍然存在较高的有机化合物污染水平,包括挥发性有机化合物、多环芳烃、二噁英或持久性化学物质以及杀虫剂和除草剂等化学物质,在洪水后可能会冲入水道。

第五节　心理危害因素

洪水过后,受灾人群可能面临丧亲之痛、家庭巨大经济压力、家庭暴力增加等异常状况,常常会出现不同程度的心理困扰,这种状况可能会在洪水消退后仍然持续很长一段时间。

一、影响因素

造成受灾群众心理问题的影响因素有很多,包括周边环境因素和个人性格特点等。其中重要的是洪水突发状况严重程度和生命财产受损程度。此外,家园恢复建设情况、社会关怀与支持以及保险赔付情况等,都会对受灾群众的心理健康产生较大的影响。

二、主要表现

洪水灾害会对受灾群众产生较大的压力,表现出一些情绪化的症状,例如流泪、睡眠困难和一些轻度认知或身体上的症状。这些症状属于对意外事件的正常身体回应。但如果这些症状持续超过 1 个月还没有好转,并且已经开始影响日常生活,那可能属于较为严重的精神障碍,如焦虑、抑郁、创伤后应激障碍等,需要专业治疗。创伤后应激障碍是指在遭受重大压力事件之后,导致个体延迟出现和持续存在的精神障碍,是洪水过后受灾人群最常见的一种精神疾病,发病率较高。这种状况的发生与灾害发生的时间、地点、事发前受灾人群的生活状况等有很大关系。如果恢复过程中缺乏支持,压力水平可能会进一步增加。洪涝灾害造成的心理问题可影响各个年龄段人群,相对于男性,女性在经历洪水灾害后发生心理障碍的概率更高,儿童和老年人在洪水后心理障碍的患病率可能远高于成年人。

洪涝灾害后受灾群众的心理特征有如下特点和规律:

1. 灾区受灾群众的灾难心理影响具有明显的普遍性和共发性,共同的经历和惨痛的现实环境极易产生灾难心理的共鸣,恶劣心境会互相"传染",导致整个灾区的情绪低落抑郁。

2. 洪涝灾害后形成强烈的依赖意识,对政府和外来力量具有强烈的依赖性,主要表现在两个方面:一方面是等待物质的帮助,另一方面是需要外来的心理支持。

3.洪涝灾害后灾难心理具有长期效应,若受灾群众的恐惧心理长期得不到消除,则难以确立积极的生活态度。

4.洪涝灾害后出现的创伤后应激障碍如不及时自我调适或外界干预,将带来严重的心理损伤和精神创伤,可造成心理、行为失调。

第六节　其他影响因素

洪涝灾害后,洪水泛滥,淹没了农田、房舍和洼地,灾区居民被迫离开原居住地。各种生物群落也因洪水淹没引起群落结构改变和栖息地变迁,从而打破了原有的生态平衡。洪涝灾害还可导致供水系统损害、食物供给不足、营养状况恶化以及医疗卫生等设施的破坏。

一、供水系统损害

洪水泛滥可能对受灾地区水源水造成污染。洪涝灾害使供水设施和污水排放条件遭到不同程度的破坏,如厕所、垃圾堆、禽畜棚舍被淹,可造成井水和自来水水源污染。大量漂浮物及动物尸体留在水面,受高温、日照的作用,腐败逸散恶臭。这些水源污染以生物性污染为主,主要反映为微生物指标的数量增加,饮用水安全性降低,易造成肠道传染病的暴发和流行。洪水可淹没冲毁自来水厂和供水管网,居民饮用水安全得不到保障。洪水还将地面的大量泥沙冲入水中,使水体感官性状差,混浊、有悬浮物等。一些城乡工业发达地区的工业废水、废渣、农药及其他化学品未能及时搬运和处理,受淹后可导致局部水环境受到化学污染,或者个别地区储存有毒化学品的仓库被淹,化学品外泄造成较大范围的化学污染。

二、食物供给不足

食物供给不足可导致受灾群众粮食短缺与供应不畅,时间较长会间接影响健康状况。食物短缺还会造成身体素质普遍下降,从而使各种疾病易于发生和流行。最易受影响的常为婴儿、孕妇、老年人和免疫力低下者。

洪涝灾害发生时会冲刷农田,破坏农作物,储粮仓也可能遭受浸泡损毁,加上洪水引发的泥石流等灾害冲毁道路、阻断交通,造成食品及其他救援物资无法及时送达受灾地区,食品供应链遭到破坏。同时,洪涝灾害地区湿度大、温度高,食品、副食品很容易受潮,易受到细菌、霉菌及各种化学物质的污染,导致变质、发霉。洪水中的致病微生物、化学品等均可使食品受到污染,常可导致较大范围的食物中毒事件和食源性疾病暴发。而当洪涝灾害发生在天气炎热的季节时，食物的腐败变质极易发生。由于腌制食品较易保存，在大规模灾害期间副食品供应中断时，腌制食品往往成为居民仅有的副食，而这也为嗜盐菌中毒提供了条件。

三、营养状况恶化

洪涝灾害中，食物供给不足，受灾群众的食物消费数量和质量明显下降，膳食结构不合理，人群发生营养不良和营养缺乏病的风险急剧上升。特别是婴幼儿、孕妇、病人和老年人，更容易发生营养状况恶化。灾后即使给他们提供与其他人同样的食品量，仍易受到营养摄入量不足的影响。在某些贫困、落后地区，洪涝灾害发生前儿童的营养不良已经广泛存在。儿童年龄越小越容易受到疾病侵害，其中 6 月龄至 2 岁的婴幼儿为主要营养不良群体。

洪涝灾害发生后三天内的特急期，受灾人员受到极大的创伤应激，其分解代谢远远大于合成代谢，抵抗力和耐力下降，营养状况恶化。洪涝灾害发生后三天至一个月的应急期，生命物资通道很难快速打通，导致灾区食品极度匮乏，食品种类单一，正常饮食模式受到干扰，蛋白质摄入不足，营养不良症发生率增加，若此时的营养不良不能得到及时纠正，营养素供给无法满足生长需要，将对儿童身高、智力造成不可逆的损害，成年期肥胖、贫血、高血压和糖尿病等慢性非感染性疾病复发或加重的比例会增加。若灾后营养状况进一步恶化,不能进食或消化不良,将会增加死亡风险。同时灾区就餐条件艰苦,严重限制了救援食品的种类。而送往灾区的食品大部分是些方便食品,如方便面、饼干等,这些食物营养极不均衡。洪涝灾害前期常见铁、锌、维生素 A、维生素 C、烟酸和维生素 B_1 的缺乏,可能因此导致贫血、坏血病(维生素 C 缺乏症)、糙皮病或脚气病(维生素 B_1 缺乏症)。再加上灾害发生后,受灾群众出现恐慌情绪,营养问题相应加重。

四、医疗卫生设施破坏

灾害在给灾区群众生产生活造成严重危害的同时,也造成当地医疗卫生等设施的破坏。

第一,灾区原有的医疗卫生设备、交通运输、人力资源及生命给养系统,可能会在灾害发生的刹那间受到破坏,甚至完全瘫痪,导致居民就医困难,从而间接影响日常医疗和应急医疗救治,对健康造成不可估量的影响。

第二,由于灾害导致基本卫生设施破坏,基本卫生服务能力受损,给原本依赖于这些服务的人群健康带来直接影响。洪涝灾害可能造成灾区的常规医疗和卫生服务系统严重受损和破坏,短期内存在部分受灾群众难以及时获取卫生服务的问题,特别是老年人、儿童或患有基础疾病的人群。

第三,灾害可能造成传染病及突发事件报告信息系统的破坏。疫情发生后,无法及时掌握疾病流行状况,不排除部分地区因疫情(或事件)不能及时报告、处置,造成疫情蔓延,卫生防疫人员难以及时控制疫情。

第四,灾害可能造成计划免疫冷链系统破坏,不排除部分地区因常规免疫中断而发生疫苗相关疾病的暴发。同时免疫规划、肺结核和艾滋病防治服务等传染病控制项目的实施受到影响甚至中断。此外,对于当地易发的传染病,如不能及时采取防控措施,则存在进一步播散的可能。

第五,洪涝灾害可导致伤害发生增加、疾病暴发和心理创伤等,灾害后医院急诊和门诊就诊人数短期大幅增加,而医护人员无法满足需求,卫生保健服务的需求和供应不匹配。

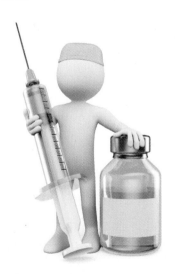

第三章 洪涝灾害环境卫生管理

洪涝灾害发生后应加强环境卫生管理,其中受灾地区安置点的环境卫生管理尤为重要,包括饮用水安全管理、食品安全管理、厕所卫生与垃圾管理、预防性消毒及医疗管理等内容。此外,健康教育也是非常有效的灾后公共卫生对策,对消除传染病发生的危险因素,提高人民群众防范各种疾病的健康常识,减轻灾后损失有非常重要的意义。

第一节 临时安置点的基本要求

临时安置一般选择在地势平坦空旷、地势略高、接近水源、易于排水、适宜搭建帐篷的地段,避开地震断裂带,洪涝、山体滑坡、泥石流等自然灾害易发地段,避开有毒气体储放地、易燃易爆物或核放射物储放地、高压输变电线路等设施。临时安置点周围的道路应硬化,设有雨、污分流的排水沟和简易集中污水处理设施,并设置消防安全通道。雨水不能自流排出时,应设置雨水抽排设施。临时安置点内应能遮风、避雨,并保证良好的通风和照明。

　　洪涝灾害受灾群众临时安置点根据安置场所和住宿条件的不同可以大致分为三类。第一类指在室内能提供较好住宿条件的临时安置点，如学校、宾馆等，此类安置场所是目前洪涝灾区临时安置受灾群众的主要形式；第二类指在较大空间室内集中安排受灾群众生活的临时安置点，如体育场馆、工厂厂房等；第三类指在室外相对集中安排的临时安置点，如搭建的帐篷和棚屋等。

　　临时安置点要求每排临时住所之间宜有8m间距，或者背对背设置，间距不小于2m。临时住所内人均使用面积宜大于3.5m^{2}或占用空间大于10m^3。床与床之间的最小距离宜大于0.75m。临时安置点周围应挖掘排水沟（管），沟宽、沟深均不小于10cm；住所周围道路两侧应挖掘排水渠。

　　为便于管理和控制传染病流行，每个临时安置点总容纳人数不宜超过10 000人。内部应进行分区并相互独立，每个分区容纳人数不宜超过1000人。每个分区内宜设置居住区、医疗点、食堂、饮用水供应点、厕所等基本功能区，应至少设置两条进出通道。临时安置点内每50户宜设置1处公共淋浴间、洗衣间和垃圾收集点。

第二节　饮水安全

　　洪涝灾害会导致取水口受损、自来水厂被淹、供水设施及输配水系统被破坏。洪水冲刷地表或厕所将大量人畜粪便、垃圾、动物尸体冲入水中,造成水源致病微生物污染。地面大量泥沙、树木也会被洪水冲入水中,造成水质浊度增加,感官性状恶化。城市内涝会淹没储存有毒有害化学品的仓库厂房等,造成水源有毒有害化学物质的污染。因此,需从各方面加强保障受灾群众的饮水安全。

一、一般要求

一般一个临时安置点应至少有一个以上供水点。灾后应急救援期(洪涝灾害发生 72 小时内)应优先选择瓶装水或供水车为受灾群众提供饮用水,也可选择蓄水池、水井、机井等作为取水点,并根据取水点水质配置净水设备。应急救援期和灾后安置期饮用水供应量应大于 3L/(人·天),饮用水水质应符合《生活饮用水卫生标准》(GB 5749)的规定。

教育受灾群众不喝生水,建议喝开水、瓶装水、桶装水;装水的缸、桶等容器必须经常清洗,保持清洁;临时饮用水(井水、湖水、河水、塘水)一定要进行消毒,污染严重的水,必须先加明矾或其他絮凝剂澄清。对特殊人群(如婴幼儿、老人等)应提供热水。瓶装水或桶装水等不需要进行处理与消毒,可直接供给饮用。

二、供水水源

临时安置点水源应按照优先顺序考虑如下备用水源:深层地下水(深井水)、浅层地下水(浅井水)、其他地表水(泉水、河水、湖水、塘水等),在其他条件不具备时雨水也可以作为应急供水水源。供水水源宜充分利用原有的自备井、农田灌溉的机井、水井及自来水厂的补压井(或战备井)等。

(一)水源选择要求

临时供水水源应根据当地的气候、季节、受灾群众用水习惯及供水服务半径等,选择能满足受灾群众供水量需求的水源;根据其周围的环境条件、卫生状况及水质分析结果等,应选择经流行病学调查后无地方病、无化学性及放射性危害、水质感官良好的水源,其周围应有便于采取临时卫生防护的设施。分析比较各水源的水量、水质后,结合取水、净化及输配水等设施的要求,尽量减少投资,选择技术与经济均合理的水源作为临时供水水源。

对原有水源卫生状况进行评估后,确认受到破坏或污染严重时应选择新的水源地,被污染的水井或供水构筑物应立即停止供水,待洪水退后,经彻底清洗消毒并检验合格后方可恢复供水。

在确定为供水新水源前,应结合水质卫生检验和水源调查结果等进行风险评估。供水水源取水点应与工业污染源、掩埋的遗体或禽畜尸体、厕所、垃圾和污水处理设施等污染源保持 30m 以上的卫生防护距离。根据水源水情况选择适宜的水处理技术或设备,建立临时集中式供水站。

(二)水源卫生防护

1.灾前准备 对于有毒有害化学物品,应在灾前迅速转移到安全地带,暂时无法转移的应采取保护措施,防止扩散或外溢。对于露天堆放的含有毒有害物质的废渣或废水池,应及时清运到安全地带,或加高加固围堤。对放射性物质应采取有效措施,防止含放射性的固体废弃物和废液污染水体。对于水源防护带沿岸的粪坑应立即迁移,及时清除垃圾堆和无害化处理厕所内的粪便,以防对水源造成污染。

2.防护要求 不同类型的水源防护要求如下:

(1)集中式供水的饮用水水源应按照《生活饮用水集中式供水单位卫生规范》的要求划定水源保护区,禁止在此区域排放粪便、污水与垃圾。深井的井室、河水取水点及防护带内有专人值班防护,无关人员不得进入。

(2)泉水应做好出水口卫生防护,清除出水口周边杂草、污物,在露头处建水池,进行消毒,加盖加锁;机井或手压井周围应保持清洁,防止污水沿井壁下渗,污染浅层地下水;大口井要建井台、井栏、井盖,备有专用的公用水桶。此种供水设施周围 30m 内禁止设厕

所、畜圈、垃圾废水排出口以及其他可能污染地下水的
设施。

（3）河水、塘水和湖水的取水点应选择上游河段
或水塘，且尽量向河中心延伸，有条件的地方宜设取水
码头，也可在岸边挖砂滤井取水。应设有明显标志及
禁止事项的告示牌，即不得停靠船只，不能有游泳、捕
鱼和打捞等可能污染水源的活动。选择使用水塘作为
水源时应专用，不得做其他用。

三、临时应急供水及水处理技术

瓶装水运输方便，水质安全，可在灾后一至两星期
用于解决应急饮水问题。在道路交通情况允许的条件
下，可利用水车送水至临时安置点，受灾群众可就近取
水。送水工具在使用前必须彻底清洗消毒。水车供水
时，需由专人负责，并注意饮水消毒，确保饮水安全。

根据水源水情况选择适宜的水处理技术或设备，
小型取水点宜采用混凝沉淀、过滤等方法对水进行应
急处理。临时集中式供水点宜采用超滤膜净水处理装
置。灾害后应急供水应消毒处理，并经消毒效果评价
合格后方可供应。

（一）混凝沉淀

该方法可去除水中悬浮物和胶体，包括悬浮的黏
土颗粒、微生物和腐殖酸等。根据水源水浑浊度、pH、

水温、混凝剂种类和预试验结果,确定混凝剂投加量。常用混凝剂为硫酸铝、十二水硫酸铝钾(明矾)、硫酸亚铁、三氯化铁和碱式氯化铝等。使用固体混凝剂时,一般先将固体混凝剂加水溶解配制成浓度为 2%～5%的溶液,然后按照预实验结果加入待处理的水中。

(二)过滤

混凝沉淀处理后,水可以用砂滤进行过滤处理。按每平方米砂滤池每昼夜产水 3000L 计算(可供 100～200 人饮用),以实际用水人口计算砂滤池面积,用砖和水泥砌水池。池底部铺设水管,管上钻小孔,外包棕皮、布等干净透水材料,方便导出滤过水。从下至上分层铺:厚度 100mm、粒径 8～16mm 的石子,厚度 100mm、粒径 4～8mm 的石子,厚度 100mm、粒径 2～4mm 的石子,厚度 50mm、粒径 1～2mm 的小石子。垫层总厚度为 350mm。

(三)消毒

应根据水源水质、应急处理技术类型选择相应的消毒措施。未经处理的井、涌泉等水源水,应在盛水容器内加入饮用水消毒剂进行消毒处理。采用含氯消毒剂消毒时,作用 30 分钟后,出水口游离性余氯含量应符合《生活饮用水卫生标准》(GB 5749)的规定;临时集中式供水消毒应符合《地震灾区预防性消毒卫生要求》(WS/T 481)的规定;经混凝沉淀和过滤净化技术处理后,应加入饮用水消毒剂进行消毒处理或煮沸后饮用。

(四)临时集中式供水装置

临时集中式供水装置可采用超滤膜处理装置,移动式饮用水处理系统,移动式多功能净水车和高浊度水一体化净化设备等。

水经临时集中式供水装置净化处理后,应加入消毒剂进行消毒处理。采用含氯消毒剂消毒作用 30 分钟后,出水口游离性余氯含量应符合《生活饮用水卫生标准》(GB 5749)的规定。

四、饮用水水质检验

建立临时实验室,按《生活饮用水标准检验方法》(GB/T 5750)进行采样及检验。现场条件不具备时,可采用便携式快速检验设备检验。不能使用现场快速检验的水质指标或现场检测出现超标的指标应送邻近实验室检验。检测结果合格后方可使用。

1. 水源水检验项目

灾后对应急供水水源一般检测浑浊度、pH、色度、氨氮、耗氧量以及其他有关项目,不合格指标应该重新采样复测。

2. 供水点饮用水检验项目

灾后对应急供水一般检测色度、臭与味、浑浊度、

pH、氨氮、余氯（或二氧化氯）、菌落总数和总大肠菌群以及其他有关项目。其中浑浊度和余氯（或二氧化氯）每日每批处理水均测定，以便指导水处理措施的进行。

五、饮水卫生评估

1. 水源污染风险

对水源周边化工厂或储存有毒有害化学品仓库的布设情况及其化学品种类等情况进行调查，并根据调查结果设定针对性检测指标。对水源附近的人畜粪便、垃圾和动物尸体等情况进行排查，评估水源是否已被污染或存在污染风险，如启用临时水源，则需要对水源地点、供水构筑物情况、潜在污染源及周边环境卫生等情况进行评估。

2. 水质处理风险

对供水单位的净水工艺以及运行情况和供水构筑物等设施进行评估。

3. 二次污染风险

对供水管网的破坏或污染情况以及是否与污水管或化粪池相通等情况进行评估，对饮用水在储存和运输过程中的污染情况进行评估。

六、供水设施修复

灾后应充分利用小型水厂能修复的供水管网、净水构筑物或清水池。对坍塌或涌沙的水井,宜进行清掏、清洗和消毒。在供水设施修复投入使用后,生活饮用水水质应符合《生活饮用水卫生标准》(GB 5749)的规定。

七、饮用水安全健康教育

灾后应教育受灾群众不喝生水,尽量喝烧开的水、瓶装水或经救灾指挥部认可的饮用水(净化设备现场制备或送来的桶装水)。不喝来源不明或被污染的水,不用来源不明或被污染的水漱口、洗菜等。缸、桶、盆等盛水器具要经常消毒,消毒后用干净的水冲洗。自觉保护生活饮用水水源及环境,在指定地点堆放生活垃圾、倾倒生活污水、大小便等。

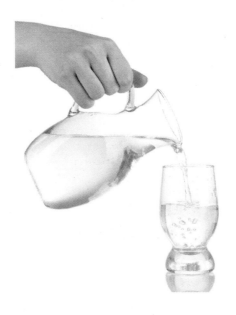

第三节　食品安全

洪涝灾害发生常伴随阴雨天气,加之基本生活条件的破坏,人们被迫在恶劣条件下储存食品,很容易造成食品的霉变和腐败,从而造成食物中毒以及食源性肠道传染病流行。

一、食品原料的选择

临时安置点的食品来源主要包括政府调拨和各地捐赠的定型包装食品(如瓶装饮用水、方便面、饼干、乳制品及含乳饮料等)、临时饮食点供应的饭菜,以及地方政府开始实行货币补贴后,周边受灾较轻地区自产自销的瓜果、蔬菜、禽肉等。

选择食物首选清洁的饮用水、直接入口定型包装主食、清洁新鲜的瓜果蔬菜等;新鲜的肉、蛋、鱼类等易腐食物不宜作为援救食品。食品原料与辅料必须新鲜、清洁,无毒无害,色、香、味正常,符合相应的卫生要求。食品集中调配点要做好外援定型包装食品的审查工作,查看食品的生产许可信息,记录食品的生产日期、保质期等,乳制品等保质期较短的食品应作为监控重点。同时要定期查看受灾群众领取到的食品,若发现有包装破损、胀气等已变质的食品应统一销毁,对不当的食品贮存方法进行干预。严禁受灾群众食用病死、毒死或死因不明的家畜、家禽、鱼虾等,不自行采食不认识的野生蘑菇和其他野菜、野果,不吃严重污染、腐败变质和可疑有毒的一切食品。严禁受灾群众食用从野外拣来的食物。对市场出售的瓜果、蔬菜、禽肉要进行溯源调查,对卖熟食的摊点加强食品安全监督检测。

二、食品加工

1. 加强救援食品生产企业的卫生监督管理

在应急过程中,救援食品生产企业任务重、人手紧、生产设备超负荷运转,往往为赶进度可能忽视食品卫生操作规程,导致食品卫生质量下降,如出现面包外焦里生、方便面熟化达不到工艺要求、饮料生产消毒不严等现象。因此,要加强对救援食品生产企业的监管,严格规范企业生产加工过程的卫生操作。

2. 加强临时安置点内饮食加工和就餐场所的卫生要求

(1)保持清洁:饭前便后以及操作食品前后要认真洗手,不用脏手和不洁工具接触食品。生吃的瓜果蔬菜一定要洗净,用 100～200mg/L 含氯消毒液或50～100mg/L 二氧化氯消毒液作用 20～30 分钟;或50～100mg/L 过氧乙酸、酸性氧化电位水作用 10 分钟;或 5～10mg/L 臭氧水作用 10 分钟,消毒后用清水冲洗干净再食用。餐具和切配、盛装熟食的刀、板和容器,在使用前要清洗干净后消毒,消毒方法可选用简单有效的蒸煮法。不使用污水清洗瓜果、碗筷餐具。掌握和应用各种简易设施和方法,做到食品原料、半成品和成品以及炊具、餐饮具防尘、防蝇虫、防鼠、防水和防潮。其他接触食品的工具、容器、包装材料、工作台面以及货架、橱、柜也应清洁、无毒、无害。

(2)生熟分开:生熟食品要分开盛放。刀、砧板、容器、餐饮具等要做到生熟分开,做好标识。避免交叉污染,特别注意避免手、抹布等的交叉污染。

(3)烧熟煮透:提倡尽量使用蒸、煮、炖等长时间加热的烹调方式。制作肉、蛋、奶、鱼或其他易腐食品时,特别要注意烧熟煮透。尽量不加工和食用冷荤类食品。不生食动物性食品。生水一定要烧开后再喝,不直接喝生水。饭菜现做现吃,尽量不存放熟食,不食用剩菜剩饭。

(4)定期消毒:定期对餐、饮具清洗后消毒。首选煮沸消毒,煮沸时间应在 15 分钟以上。也可使用消毒剂进行浸泡消毒,如用 250～500mg/L 有效氯消毒液浸泡 30 分钟,消毒剂浸泡后应用清洁水冲洗干净。临时安置点公共使用的餐、饮具每次使用前均应消毒并保洁。受淹新鲜的瓜果、蔬菜清洗后可用适量消毒剂消毒,再用清水冲洗干净备用。

三、食品的运送

对运输工具应进行检查。根据食物的性质,采取相应的防止污染、变质的措施。注意食物运输过程中的防腐、防雨、防蝇、防尘等。所用的各种运输工具都必须经过洗刷、消毒处理。不得使用运输化学物品、生活垃圾等有毒有害物质的车辆来运送食物。

四、食品的储存

由于援救食物短时间内集中到达灾区,食物存放是一个亟待解决的问题,应依据有关规定选择临时食物贮存场所。贮存场所要地势高,内部保持干燥、清洁,周围环境无污染源,食物离墙、地一定距离存放,注意通风、防虫、防鼠、防蝇、防尘、防霉变等。

五、食物的分发

分发食物时应尽量采用小包装,少量多次分发。注意避免无包装的食物在食用前被污染。卫生部门应参与援救食物分配的计划制订和分发过程,合理分配食物,优先满足重点人群的食物需求。同时,给予合理烹调、食用和食物贮存方法的指导。

六、就餐环境

组建环境清理队伍,每日定期清除饮食加工和就餐场所周边的杂草、垃圾,掩埋露天粪坑。挖排水沟,防止雨水、污水积聚。对垃圾桶加盖并及时倾倒,垃圾集中收集焚烧或掩埋,确保垃圾日产日清。消灭蚊蝇孳生地,对周围环境、饮食加工和就餐场所定时进行消毒、杀虫。定期喷洒消毒药和杀虫药,降低蚊蝇密度。

七、对食品从业人员进行监控监测

加强临时饮食加工场所操作人员的健康状况监测。每天早、晚两次对操作人员进行询问和登记,并对操作人员手部等皮肤暴露部位进行检查,发现有发热、腹泻、皮肤病的人员及时制止其参与操作。同时要定期对食品从业人员进行卫生知识培训,从食品原料的存放、加工过程的要求、消毒液的配制、用具、餐具和容器的消毒保洁到剩余食物的处理等方面进行讲解,定期巡查并指出存在的问题,逐步提升食品从业人员的卫生防病意识。

八、开展食品卫生知识宣传

在灾区广泛深入地开展食品卫生、营养与健康知识的宣传普及,提高受灾群众的自我保护意识和能力。可采取会议宣传、广播电视宣传、卫生宣传队巡回宣传、发放卫生知识小册子、张贴宣传画、建立卫生宣传栏、举办卫生知识讲座、手机群发信息等方式进行宣传。主要内容包括:不吃霉烂变质的食品,不吃来路不明的食品,不吃死亡的家禽家畜;不吃生冷食品,加工食品要烧熟煮透;不喝生水,生水应烧开后饮用;饭前便后要洗手,加工食品前要洗手;生熟食品要分开放置和加工;食品容器、餐具要彻底清洗和消毒;剩菜剩饭要确保没有变质,经彻底加热后再食用;足量饮水,每天饮水至少 1000ml,天气炎热或活动量大时,应增加饮水量;吃好三餐,摄入充足的食物,做到食物多样化;优先选择营养强化食品;在食物种类单一的情况下,可选择复合营养素补充剂等。

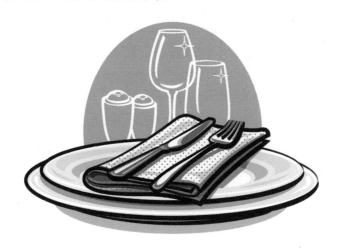

第四节　临时厕所

一、临时厕所的建造要求和配置

受灾群众安置点均应建造临时厕所,临时厕所的修建宜优先修复、利用原有户厕与公共厕所。厕所位置在安置区常年主导风向的下侧,距安置区最近距离不少于 30m,最远不超过 500m。蹲位最低要求:男厕按每 50 人设一个蹲位,同时设有小便槽;女厕按每 35 人设一个蹲位。厕屋要求人不露身,顶不漏雨,通风,防雨倒灌,基本无臭味,并有照明设施。粪坑按无害化要求设计或对粪便及时清理并进行无害化处理,无粪便外溢,不污染周围环境。禁止在厕所内及周围随地大小便,厕所应设专人负责管理。也可以选择移动式厕所。若安置点长期使用,应考虑建设无害化卫生厕所。

1. 临时厕所建造的基本要求

灾后灾区厕所应具备应急性、便利性和实用性。防止粪便污物外溢,不污染周围环境,尤其不能污染水源和农田。不利于蚊蝇孳生。粪便必须有专人负责清理和消毒。

2. 选址要求

在原有公共厕所及污水管网和粪便处理设施严重受损的情况下,受灾群众安置点和街道应选择合适地点、合理布局,搭建临时厕所。尽量满足下列条件:远离饮用水水源;选择地势较高的地方;与居民区或受灾群众安置点尽量保持一定的卫生防护距离;宜在当地的下风口;交通便利,方便清运车辆出入。

3. 临时厕所配置

一般利用地形,建造挖坑式厕所。每 1000 人配置不少于 1 座临时厕所,男、女分别设置。在男、女人数相同的情况下,男厕按每 50 人 1 个蹲坑设置,女厕按每35人1个蹲坑设置。人多时要考虑另建厕所。

4. 建造材料要求

（1）储粪池容器选择防渗漏、不易破损的硬质光滑容器，或直接挖坑，内衬粪便收集袋。

（2）便器可选择平滑厚实的木板或钢模板数条（两块板之间间距20cm），用土或砖石将板条固定，男厕最好在厕坑一侧留有小便槽，内衬防渗膜。

（3）厕墙和顶可用塑料膜、编织布或其他材料围挡，支架选用钢制或木质材料，也可以选用救灾帐篷或折叠帐篷。

5. 临时厕所主要技术要求

（1）储粪池：如没有合适的容器，可采用挖坑的办法，深100cm、宽50cm、长不宜超过10m。厕坑内衬塑料布或防雨布，防止渗漏。

（2）厕屋部分：顶高＞2m，单排过道宽1.5m，双排过道宽2m。至少两面设通风窗。

（3）厕屋四周加高，并设排水沟，以防雨水倒灌。

（4）厕屋四周硬化，路面用砖石、木板垫高，防止路面积水。

二、临时厕所的日常管理

定期对临时厕所保洁和维护，落实专人做好厕所清洁工作，保持厕所内清洁卫生，无蛆蝇孳生。当储粪池的粪量达到1/2或至多2/3时，应及时用土将储粪池填埋,同时在临近的地方按要求重新挖建储粪池。有条件地区,充分发挥城镇原有粪便清运机械设备及粪便处理场的作用,及时清运和处理。储粪池周围应适时喷洒杀虫剂,灭杀蚊蝇;除生石灰外一般不直接喷洒在储粪池内。临时厕所拆除后应在原地设立警示标识。

三、临时厕所的消毒

临时厕所应定期消毒。厕所内可定时泼洒20%漂白粉乳液以除臭并消毒。当粪便量达到便池容积的2/3时,应及时用漂白粉覆盖,表面厚度达2cm,再加土覆盖,另建厕所。

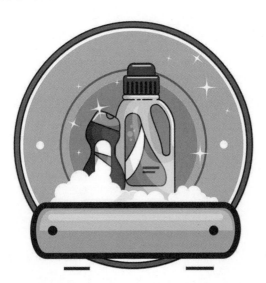

第五节 垃圾管理

一、一般要求

临时安置点排泄物与废弃物主要包括粪便、污水和固体垃圾等。粪便应进行掩埋或无害化处理,避免将粪便污水直接排放。设立垃圾箱,定期清理转运垃圾;要做到垃圾日产日清,并每日上下午各用消毒剂消毒一次,做到无异味、无苍蝇。废弃物最终处理为深坑掩埋:挖出宽 1.5m、长 1.5m 和深 2m 的深坑掩埋废弃物。每天结束时,使用 15cm 厚的泥土覆盖垃圾,并将其压实。此深坑可供 200 人使用 10天。如果人数较多,应按比例加大深坑尺寸,最多可达 3m × 3m × 2m。在填满深坑之前,使用厚达 40cm 的压实泥土将其覆盖,使其与地面保持平齐。

二、收集与运输

1. 粪便

使用移动式厕所时,应注意及时清掏。应充分利用原有粪便清运设备及粪便处理场,及时清运和无害化处理。收集粪便专用容器必须是防渗漏、不易破损的硬质光滑容器。

2. 固体垃圾

临时安置区（点）的生活垃圾要尽量做到密闭化收集和转运，日产日清。每 50 户设置 1 个垃圾收集点，每一个安置区（点）至少设置 1 座垃圾收集站。垃圾收集点、收集站和垃圾收运车应定期消毒，杀灭蚊蝇。对垃圾处理设施的运行状况应及时进行检查，确保设施正常运行。凡可纳入处理设施服务范围的安置区（点）的生活垃圾，应集中收运进行无害化处理。过渡性安置区（点）配套新建的生活垃圾处理专用设施，宜选用能够在短时期内建成并投入使用，使用完毕后便于清除，对环境影响较小的技术，可考虑选择简易填埋、焚烧、卫生堆存等处理方式。

三、处理

1. 粪便无害化处理

（1）基本要求：基本杀灭粪便中的病原菌和寄生虫卵；完全杀灭苍蝇的幼虫，有效控制苍蝇孳生和繁殖；避免对空气、土壤、水源的污染。

（2）无害化处理

1）处理设施检查与修复：如原有粪便处理设施完善且未遭到破坏，或破坏不严重、经抢修后恢复使用的，清运粪便应优先使用该设施进行无害化处理。

2）化学药物法应急处理：在原有粪便处理设施被严重破坏且短时间内无法修复的区域，粪便可采用化学药物杀卵法进行无害化处理;处理方法参考本章第六节相关内容。无害化处理后粪便需要作为肥料使用时,可使用尿素(0.5%～1.0%)、氨水(1%)等化学药物。

3)临时处置地点的选择和处置方法:临时处置地点应设置在不易被水冲、淹泡并且远离水源地的区域。常见的临时处置方法有三种,一是密闭贮存法,建设大型贮粪池,粪便经密闭贮存、厌氧发酵,达到卫生要求。储存过程中应注意将沼气导出,高空排放。二是粪便与生活垃圾混合堆肥法,选择地势稍高场地,将粪便与生活垃圾混合,外覆宽幅白色塑料薄膜。堆体内插若干导气管,有利于发酵。三是卫生填埋法,在适合的地方挖坑并铺设防渗膜,然后倾倒粪便(最好与生活垃圾混合),并随时用土覆盖,覆盖土量应满足吸收粪便中的水分,便于压实。填埋区周边设置排水沟,避免雨水进入。填埋坑不易过大,单坑使用期不应超过 20 天。填满后使用厚度不小于 0.05mm 聚氯乙烯或聚乙烯塑料膜覆盖,或用 40～80cm 的黏土覆盖压实,填埋堆体应插导气管,在坑边需设置标志。

2. 生活垃圾处理

(1)基本要求:应尽快建立、完善过渡性安置区(点)生活垃圾的收运系统,日产日清,尽量做到密闭化收集和转运。应尽可能利用已有的生活垃圾处理设施处理过渡性安置区(点)产生的生活垃圾。对在洪灾中受到损坏的生活垃圾处理设施应尽快修复利用。应加强过渡性安置区(点)生活垃圾中的废品回收,尽可能将生活垃圾进行分类收集。

(2)简易填埋处理方式:不超过100户的过渡性安置区(点),不具备利用已有垃圾处理设施条件,或尚未配套新建卫生堆存、焚烧处理专用设施的,可考虑建设简易垃圾填埋场。

简易垃圾填埋场应尽可能选择在土层厚、远离居住和人口聚集区、远离饮用水源地等区域。填埋场周围应设置截洪、排水沟;填埋场基底要做防渗处理,要防止雨水、洪水流入;应位于居住区及水源取水口下游和下风向;应与过渡性安置区(点)有一定的防护距离;应避开河道行洪、泄洪、滞洪区,避开堰塞湖决坝可能侵害的区域,避开滑坡、陷落、塌方、泥石流等地质灾害可能侵害的区域。禁止利用湿地填埋生活垃圾。建设在黏土层厚、地下水位低、防渗性能好的地段,底部天然黏性土层厚度不小于2m、边坡黏性土层厚度不小于0.5m的填埋场可不进行防渗处理直接投入使用,而不符合上述条件的填埋场宜采用不低于$200g/m^2$的无纺布、高密度聚乙烯膜、聚氯乙烯膜、聚丙烯膜等材料进行防渗处理。简易填埋作业时要坚持每天及时对垃圾覆盖,定期消毒,控制蚊、蝇和鼠的密度。

(3)卫生堆存处理方式:大于100户或具备合并处理条件,但不具备利用已有垃圾处理处置设施的过渡性安置区,可采取卫生堆存处理方式。

相邻、相近过渡性安置区尽量合并建设垃圾卫生堆存场。堆存场应位于居住区下风向及水源取水口下游,远离人群和饮用水源地等区域。应避开河道行洪、泄洪、滞洪区,避开堰塞湖决坝可能侵害的区域,避开滑坡、陷落、塌方、泥石流等地质灾害可能侵害的区域。禁止利用湿地堆存生活垃圾。

宜选在地形较平坦地区。堆存场应设置围堤,围堤的外边坡坡度为 1:2～1:2.5,内边坡坡度为 1:1.5～1:2。垃圾单层堆存厚度一般不超过 1m,总体堆存厚度一般不超过 3m。应设置竖向导气设施;对垃圾产生的渗滤液进行收集,避免污染周围水源;定期喷洒专用消杀药品,防止鼠、蝇、蚊等孳生泛滥,应对过渡性安置期结束后的垃圾清运转移。

(4)焚烧处理方式:对不具备利用已有垃圾处理设施,安置区(点)又相对集中并具备对相邻安置区产生的生活垃圾就近合并处理条件的安置区(点),可选择垃圾集中焚烧处理方式。处理设施应建在过渡性安置区(点)常年主导风向的下风向,远离人群和饮用水源地等区域。

四、卫生管理

应建立垃圾收集、运输和处理等卫生管理制度。应避免应急避难场所生活垃圾和医疗垃圾的随意丢弃,及时清运垃圾收集容器、垃圾收集点和垃圾收集站的垃圾。垃圾运输车辆应密闭,避免垃圾散落。应定期对垃圾收集点、垃圾运输车辆和垃圾收集站进行清洗、消毒。

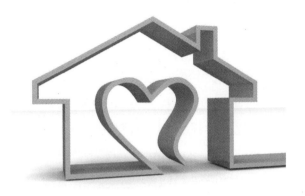

第六节　预防性消毒

洪涝灾害发生后,灾区卫生条件恶化,需根据传染病预防的需要,有针对性地在灾区开展预防性消毒,一般不必对无消毒指征的灾区外环境、交通工具和帐篷等进行广泛的、反复的喷洒消毒,防止出现过度消毒现象。如传染病发生时,应针对病原体可能污染的范围确定消毒范围和对象。

一、灾后预防性消毒的处理原则

各地应根据传染病防控的需要,有针对性、及时地开展清洁卫生与预防性消毒工作,以消除洪涝灾害对居民健康的不良影响。根据灾情及当地传染病发生风险制定防疫消毒方案,以病原体可能污染的范围为依据确定消毒范围和对象。消毒工作应在消毒专业人员指导下由有关单位和人员进行,尽可能选择消毒效果可靠,简便易行,对人畜安全、对环境没有严重污染的消毒方法。工作人员要了解各种消毒剂的使用方法及注意事项,正确实施消毒措施。从事现场清污、消毒人员要注意个人防护,进行现场消毒时应阻止无关人员进入消毒区。

　　一般情况下,外环境以清污为主,重点区域清污后再行消毒处理。清污所产生的大量垃圾应及时清运,严禁倾倒河中。需要加强重点区域的消毒工作,受灾群众安置点、医院、学校、幼儿园、集贸市场等与人们生活工作密切相关的场所是环境卫生工作与消毒工作的重点区域。重点场所室内环境和物体表面清污后消毒,空气以通风为主,人员密集场所室内环境和物体表面可定期消毒。对受淹水源、厕所、牲畜养殖场所等也应全面进行消毒。还须保护水源,注意饮水安全,做好受灾地区饮用水消毒与水质监测工作;做好餐饮具、瓜果、蔬菜消毒和清洗保洁工作。做到及时清理动物尸体,做好无害化处理。及时清除和处理日常生活垃圾、粪便。对设置的临时厕所、垃圾堆集点,必须有专人负责,做好粪便、垃圾的消毒、清运等卫生管理,必要时用药物杀虫,控制蚊蝇孳生。

　　做好各项环境清理和消毒工作的同时,还需加强灾区人群腹泻和发热症状监测,如发现疫情应及时做好疫点消毒工作。必要时对受灾群众集中安置点、集中供水等消毒重点区域开展消毒效果检测和评价,由具备检验检测资质的实验室相关人员进行。灾后恢复常态或通过预防性消毒确定消除健康影响后方可终止预防性消毒工作。

二、预防性消毒工作的组织

各级疾病预防控制机构应具体分工,做好预防性消毒的技术指导和培训工作。对受淹水源、厕所、牲畜养殖场所等进行全面消毒与指导,加强灾区杀虫、灭鼠工作,对死畜、死禽等尸体进行无害化处理。协助当地建立专业队伍,加强培训与指导。专人负责,做好消毒剂的集中供应、配制、分发和登记工作,做好消毒知识宣传,组织群众实施消毒并具体指导其正确开展。防止灾害发生后大量消毒产品在灾区堆积,日晒雨淋,造成有效成分下降或潮解失效等情况。同时也要防止对消毒产品审查不严,大量无证产品流入灾区,造成产品质量无法保证。

三、预防性消毒工作的质量控制

使用的消毒产品应符合卫生部门相关法规要求,并确保在产品有效期内。消毒剂应有专人管理,做好消毒剂的集中储存、供应、分发工作,并做好相应记录;必要时对库存消毒剂进行有效含量测定。

　　消毒工作应参照规定的程序开展,消毒剂的配制、使用均应按产品使用说明书进行,并做好消毒剂的配制、消毒工作及消毒效果检测相关记录,记录格式见表3-1、表3-2。

表 3-1　预防性消毒工作记录

编号

消毒剂 名称		主要有效 成分含量		有效期 限 / 批号	
拟用浓度		配制容量		浓度检 测方法	
消毒地点				消毒 日期	
消毒对象	消毒面 积 / 数量	消毒剂使 用浓度	消毒方式: □喷洒 □擦拭 □浸泡 □投药		作用 时间
执行消毒单位					
执行消毒人员					

表 3-2　预防性消毒效果评价采样及检测结果记录

编号

消毒地点/对象						
执行消毒单位			消毒日期			
中和剂		消毒作用时间		采样人		
检验时间		结果报告时间		采样时间		
消毒前样本				消毒后样本		
样本名称	样品编号	检测项目	结果	样品编号	检测项目	结果

检验单位

检验者		审核者	

四、不同对象的消毒处置

1. 环境

对室内、外进行彻底地环境清污,改善环境卫生。对遭受灾害的室内外环境进行彻底清理、消毒,做到先清理、后消毒、再回迁,尽可能消除导致疫病发生的各种隐患。居家、街道、社区、安置点等场所的物体表面、墙壁、地面可采用 500mg/L 有效氯消毒液,或 200mg/L 二氧化氯,或 200mg/L 过氧乙酸进行喷洒、擦拭消毒,作用 30 分钟;如选用其他消毒剂可参照 GB 27952 进行。临时安置点启用期间每天定点消毒 1～2 次;在无疫情情况下,不用对室内空气进行消毒剂喷雾消毒,应保持室内空气流通,以自然通风为主,通风不良的场所可采用机械通风。

2. 饮用水

集中式供水和未被破坏的自来水厂按照《生活饮用水卫生标准》(GB 5749)执行,并加强水源水和末梢水的监测。洪涝灾害期间,水厂应根据水源水质变化情况,及时使用或加大混凝剂和消毒剂的使用量、作用时间等,保证出水水质符合《生活饮用水卫生标准》(GB 5749)的要求。

对于集中供水点,有条件的首选净水消毒设备进行生活饮用水消毒,临时集中供水设施、设备应添加饮用水消毒剂。使用含氯消毒剂处理时,作用 30 分钟后,出水口余氯量不低于 0.3mg/L;使用二氧化氯处理时出水口余氯量不低于 0.1mg/L。使用槽车（如消防车、绿化工程用水车、洒水车等）临时供水，应灌装符合《生活饮用水卫生标准》（GB 5749）要求的水，槽车每天使用前应进行清洗消毒。

分散式供水，如直接从江、河、渠、溪、塘、井、涌泉等水源取用水，可根据水源水状况，采用含氯消毒剂消毒，在专业人员的指导下，参阅消毒剂使用说明书，控制消毒剂用量和接触时间。被洪水污染的水井应立即停止供水，待水退去经彻底清洗消毒恢复灾前状况后方可恢复供水。

此外，需要注意的是，煮沸是简单有效的消毒方式，在有燃料的地方可采用。煮沸消毒的同时可杀灭寄生虫卵，所有饮用水提倡煮沸后饮用。

3. 生活用品

家具、卫生洁具、办公用品等清污后，用浓度 500mg/L 的有效氯溶液采用冲洗、擦拭、浸泡方式，作用 30 分钟；或采用 200mg/L 二氧化氯、200mg/L 过氧乙酸、1000mg/L 季铵盐类消毒剂，作用 15～30 分钟。消毒后再用清水擦拭干净。

4. 餐、饮具的消毒

餐、饮具清洗后首选煮沸消毒，煮沸时间应在 15 分钟以上；也可使用消毒剂进行浸泡消毒，如用 250～500mg/L 有效氯消毒液浸泡 30 分钟，消毒剂浸泡后应用清洁水冲洗干净。临时避难所、临时安置点公共使用的餐饮具每次使用前均应消毒并保洁。

5. 瓜果蔬菜

受淹新鲜的瓜果、蔬菜可用 100～200mg/L 含氯消毒液或 50～100mg/L 二氧化氯消毒液作用 20～30 分钟;或 50～100mg/L 过氧乙酸、酸性氧化电位水作用 10 分钟;或 5～10mg/L 臭氧水作用 10 分钟。消毒后均应再用清水冲洗干净。

6. 手和皮肤

参与灾后环境清污、动物尸体处理等工作后均应进行手卫生消毒,可选用 1000mg/L 碘伏或含醇复合消毒剂原液滴于手掌 3ml,两手搓擦 1～3 分钟。因长时间洪水浸泡造成皮肤红肿、损伤者应及时就医,也可用 1000mg/L 碘伏或其他皮肤消毒剂进行涂抹消毒。

7. 尸体

对环境清理中清出的新鲜动物尸体应尽快深埋或火化,对已经发臭的动物尸体,可用 5000～10 000mg/L 有效氯消毒液或 2000mg/L 二氧化氯消毒液喷洒尸体及周围环境,去除臭味并消毒,然后再深埋处理。

尸体埋葬场所应由当地政府指定,不得随意乱埋。地点应选择远离水源及居民点的地方,选择人口密集区的下风向。挖土坑深 2m 以上,在坑底撒漂白粉或生石灰,把动物尸体投入坑内,再用干漂白粉按 20～40g/m² 洒盖于尸体上,一层尸体一层漂白粉,然后覆土掩埋压实。

遇难者的尸体一般不会引起传染病流行或对公共卫生构成威胁,但对于已腐烂发臭的尸体,在裹尸袋内要适当喷洒漂白粉或其他消毒除臭剂,尸体的包裹要尽量严紧结实,在移运和处理过程中应遵循既防止传播传染病、又防止污染环境的卫生原则。要求用塑料尸袋把尸体包裹严密,不漏异味,不渗出腐败液体,及时送往火化场处理。尸体清理后需要对其场所进行消毒,可选用 1000～2000mg/L 有效氯消毒液喷洒,作用 30～60 分钟。运送尸体的交通工具可采用 1000～2000mg/L 有效氯消毒液,或其他有效的消毒剂溶液喷洒,作用 30～60 分钟。如遇较大量体液等污染的情况,应先采用 5000～10 000mg/L 有效氯消毒剂去除污染后再用前法处理。车辆、工具每次使用后消毒。

8. 垃圾、粪便

一般生活垃圾无需进行消毒处理,要求做好卫生管理工作,日产日清。含腐败物品的垃圾,喷洒含有效氯 5000～10 000mg/L 消毒液,作用 60 分钟后收集并进行无害化处理。选择合适地点挖建的简易厕所,应建有围栏和顶盖,避免雨水漫溢粪便污染环境,厕所内可定时泼洒 20% 漂白粉乳液以除臭并消毒。当粪便达便池容积 2/3 时,应及时使用漂白粉覆盖,表面厚度达 2cm,再加土覆盖,另建厕所。

五、洪涝灾害时的饮用水安全及消毒

1. 缸（桶）水消毒处理

自然灾害发生后，若取回的水较清澈，可直接消毒处理后使用。若很混浊，可经自然澄清或用明矾混凝沉淀后再进行消毒。常用的消毒剂为漂粉精片或泡腾片。按有效氯 4～8mg/L 投药，先将漂粉精片或泡腾片压碎放入碗中，加水搅拌至溶解，然后取其上清液倒入缸（桶）中，不断搅动使之与水混合均匀，盖上缸（桶）盖，30 分钟后测余氯 0.3～0.5mg/L 即可。若余氯达不到，则应增加消毒剂量，缸（桶）要经常清洗。

2. 手压井的消毒

手压井一般经过消毒处理，水质即可达到生活饮用水卫生标准的基本要求。消毒方法同缸（桶）水消毒处理。

3. 大口井的消毒

当使用直接投加法时，在投加消毒剂前先测量井水量再计算投药剂量，以漂白粉消毒圆形水井为例，可按下式计算：

$$X=(h \times 3.14 \times r^2 \times c)/p \qquad (1)$$

式中：

X——漂白粉投加量，单位为克（g）；

h——井水深度，单位为米（m）；

r——圆形水井半径，单位为米（m）；

c——加氯量,单位为克/升(g/L);

p——漂白粉有效氯含量,单位以百分号表示(%)。

加氯量是井水需氯量与余氯之和,依据井水水质按一般清洁井水的加氯量为 2mg/L,水质较浑浊时增加到 3～5mg/L,以保证井水余氯在加氯 30 分钟后达到 0.7mg/L 左右,有条件的地区可进行水质细菌学检验。投加的方法是根据所需投药量,放入容器中,加水调成浓溶液,澄清后将上清液倒入水桶中,加水稀释后倒入水井,用水桶将井水震荡数次,使消毒剂与水混匀,待 30 分钟后即可使用。井水的投药消毒至少每天 2 次,在早晨和傍晚集中取水时段前进行。

使用持续消毒法时,应将漂白粉或漂粉精装入开有若干个小孔(孔径为 0.2～0.5cm,小孔数可视水中余氯量调整)的饮料瓶中(每瓶装 250～300g),用细绳将容器悬在井水中,同时系一空瓶,使药瓶漂浮在水面下 10cm 处。利用取水时的震荡使瓶中的氯慢慢从小孔中放出,达到持续消毒的目的。一次加药可持续 1 周左右。采用本法消毒,应有专人负责定期投加药物,测定水中余氯,余氯量在 0.7mg/L 左右。若水井较大,可同时放置数个持续消毒瓶。

使用超量氯消毒法时,被水淹的水井需进行清掏、冲洗与消毒。先将水井掏干,清除淤泥,用清水冲洗井壁、井底,再掏尽污水。待水井自然渗水到正常水位后,进行超量氯消毒。方法:先将井水掏干(若井水中查出致病菌,应先消毒再掏干),清除井壁和井底的污物,用

3%～5% 漂白粉溶液(漂粉精减半)清洗后,待水井自然渗水到正常水位后,再按加氯量 10～15mg/L 投加漂白粉(或漂粉精),即每立方米水加 40～60g 漂白粉(有效氯按 25% 计),浸泡 12～24 小时后,抽尽井水,再待自然渗水到正常水位后,按前两种方法消毒,投入正常使用,必要时经细菌学检验合格方可使用。蓄水池(箱)的清洗消毒可参照此法。

4. 使用一体化净水设备

自然灾害发生后,在有条件的情况下可使用一体化净水设备对原水进行处理和消毒,可有效去除胶体、悬浮物颗粒、溶解盐类、有机物以及微生物等。可直接以沟塘水、河水等地表水和地下水为水源。

5. 临时应急供水的运送

瓶装水运输方便,水质安全,可用来解决应急饮水问题。在道路交通情况允许的条件下,可利用水车送水,居民就近取水。用于送水的设备,无论是水车、消防车、洒水车、水箱或聚乙烯塑料水桶,在运水前,都必须对盛水容器进行彻底清洗和消毒,用有效氯 400mg/L 溶液冲洗,作用 30 分钟后再用清水冲洗干净。待运水的余氯含量应保持 0.5mg/L 以上,以确保运送水的卫生质量,防止运送的水受到二次污染。供水量可参考如下:临时救援而设的门诊和医院每人每天 40～60L,后勤供应处每人每天 20～30L,集中居住的帐篷等每人每天 15～30L,最低不应低于 3L。

6. 饮水水质检验

饮水水质检验按照《生活饮用水标准检验方法》（GB/T 5750）要求进行。水源水检验项目包括浑浊度、pH、色度、氨氮以及其他有关项目。饮水检验项目包括浑浊度、余氯、总大肠菌群、菌落总数、色度、臭和味及其他有关项目。其中浑浊度和余氯每日每批处理水均测定，以指导水处理措施的实施。

六、预防性消毒效果监测与评价

开展环境及物体表面消毒效果监测评价时，首先在消毒前采样，将无菌棉拭子在含 10ml 浓度为 0.03mol/L 磷酸盐缓冲液（PBS）试管中浸湿，并于管壁上挤压至不出水后，对无菌规格板框定的被检物体表面涂抹采样（采样面积为 5cm × 5cm），横竖往返各 8 次，并随之转动棉拭子使棉拭子四周都接触到物体表面。以无菌操作方式将棉拭子采样端剪入原 PBS 试管内，充分振荡，进行活菌培养计数。消毒至规定时间后，进行消毒后采样，在消毒前采样点附近的类似部位进行棉拭子涂抹采样。除用采样液（含相应中和剂）代替 PBS 外，其余步骤和方法与消毒前采样相同。将消毒前、后样本于 4 小时内送实验室进行活菌培养计数。消毒效果评价以自然菌为指标时，消毒后消毒对象中自然菌的杀灭率应 ≥ 90%。

饮用水消毒效果按照《生活饮用水卫生标准》

（GB 5749）相关规定进行评价。公用生活物品消毒效果按照《公共场所卫生指标及限值要求》（GB 37488）相关规定进行评价,餐(饮)具消毒效果按照《食品安全国家标准消毒餐(饮)具》（GB 14934）相关规定进行评价。

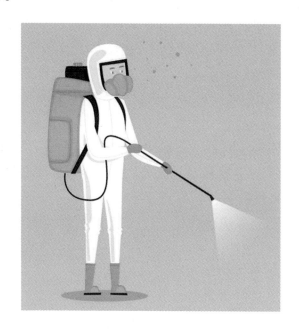

第七节　医疗服务

一、灾后医疗服务能力评估

洪涝灾害发生时,应尽快在对原有医疗服务能力进行评估的基础上,确认是否需要配备临时的医疗服务。灾后需要由灾区卫生防疫指挥部或相应疾控机构尽快组织实施确认受灾地区所有村、社区或集中安置点的医疗救治能力,由驻点或巡回的公共卫生专业技术人员如基层疾控中心工作人员或村医,或必要时由接受过专业培训的志愿者,开展现场调查,收集资料。可采用观察或知情人访谈等方式,掌握常驻医疗卫生人员配备、医疗救援队巡诊、临时医疗点设置、常用药物(外伤包扎药物、敷料和抗生素等)储备和输液治疗条件等情况,评估灾区对医疗救治能力的需求。需要明确灾后原有医疗卫生机构及其设施设备破坏情况,尤其是实验室仪器、试剂、电源、计算机、通信条件等是否影响疾病诊断和信息报告,是否可以通过临时快速的设备条件替代或恢复正常工作。

评估结果应尽快提交灾区卫生防疫指挥部或相应疾控机构,以便其将改进建议及时反馈给灾区应急指挥部和相关政府应急管理机构,建议责成相关部门及时整改。

二、医疗救援队伍建设

为保障洪涝灾害发生时能及时地为灾害发生地提供必要的医疗救护,应建立在接到调令后能立即集结和赶赴现场的灾害医疗救援队伍。医疗救援队应由临床经验丰富的内科医师、外科医师、麻醉科医师、护士及其他医务人员和担架员等相对固定的成员组成,队员除了需要接受各类有计划的急救理论和技能培训，加强诊断和治疗的水平之外，还需通过参加应急模拟演练加强应急反应能力。医疗救援队应建立队员考核档案，对队员进行不定期考核。医疗救援队需要配备急救医疗器械、药品、通信和照明等急救设备，以及防护和生活装备，救援队员应全面和熟练地掌握这些装备的使用方法，加强对装备的维护和保养，确保时刻处于战备状态。在医疗救援队内应形成定期召开工作会议的机制，及时总结救援工作中的经验教训，并制定和实施规范化的指南（如心肺复苏、急性心肌梗死、严重传染病和严重创伤等的救治指南），提高救治水平。

三、伤员救治和医疗

洪涝灾害造成大批量危重伤员的情况下，应按照"集中伤员、集中专家、集中资源、集中救治"的原则，将危重伤病员集中到医疗条件好、救治水平高的医院抢救，尽最大限度减少因伤残疾和死亡。

在受灾群众安置点或被洪水围困地区应优先考虑设置临时医疗救护站，医疗救护站内应安排专业的医疗卫生人员进行驻点，并配备必要的药品和器械。若无法设立医疗救护站，当地卫生健康行政部门应成立巡回医疗队，巡回医疗队应每天进入受灾群众安置点或被洪水围困地区进行基本医疗卫生服务。洪涝灾害相关医疗服务应重点强化淹溺伤、浸渍性皮炎、腹泻、呼吸道感染、肺水肿、电解质紊乱、机械性创伤和不明原因发热等洪涝灾区常见病、多发病的治疗和护理。

第八节　疫情与症状监测

洪涝灾害发生后，由于受灾群众的饮水和食物安全受到威胁，人体抵抗能力变弱，人口流动加大，人群与病媒生物的接触机会增多，医疗卫生服务的可及性降低，各类传染病疫情极易发生，因此灾区各级医疗卫生机构和临时医疗点要加强疫情监测，或视情况开展症状监测。

一、监测能力和疫情风险评估

目前我国对传染病和突发公共卫生事件已具备一定监测能力，建立了较为完善的疫情监测体系，如全国范围内的法定传染病和突发公共卫生事件监测体系，覆盖全国 31 个省（自治区、直辖市）涉及 25 种重点传染病和 4 种病媒生物的 1705 个国家级重点传染病和病媒生物监测点（2016 年），以及不同层级、不同区域的传染病监测实验室网络，可供发生重大自然灾害如洪涝灾害时开展疫情监测。

灾害发生后,首先要确认灾区现存的监测能力,判断是用原有的监测体系开展疫情监测,还是需要建立临时的监测系统来开展症状监测,且需要评估灾区当前面临的主要传染病风险,以明确对监测能力的需求。

现存监测能力可以通过开展现场快速调查的方法确认。确定原有公共卫生监测体系的破坏情况,包括原有监测工作人员的伤亡情况,以及原有医疗卫生机构及其配套设施设备的破坏情况。确认原有监测工作人员是否可继续参加工作,原有机构是否可以正常进行疾病诊断和信息报告,或可否用临时快速的设备来替代以恢复正常工作。如果确认监测体系未受到严重破坏,应优先恢复原有的监测能力,并优化监测策略,以提高灵敏度和降低应急响应阈值,开展灾害发生期间的疫情监测。如果确认监测体系受到严重破坏,且短期内难以恢复,应在原有疫情监测能力恢复前,考虑建立临时的症状监测系统。

无论是使用原有疫情监测体系,还是建立临时症状监测系统,都需要开展风险评估,明确灾区当前面临的主要传染病和疫情风险。风险评估的结果可用于确定原有疫情监测体系对不同病种的监测及其响应阈值,也可用于明确临时症状监测系统需要开展监测的症状类型及其响应阈值。

二、疫情监测

洪涝灾害发生后,如果确认灾区原有的疫情监测体系可尽快恢复,则应迅速恢复监测系统的工作,同时应降低原有的监测及其响应阈值,提高监测系统的敏感性,直至本地区洪涝灾害应急响应结束。洪涝灾害疫情监测体系的恢复应遵循以下基本原则:

1. 当地所有负责疫情监测的人员,从事全科医疗服务,传染病、中毒等疾病诊疗服务的医务人员,以及实验室检测人员,应尽快恢复工作,且优先恢复当地公共卫生实验室的检测能力。如果监测相关的医疗卫生人力资源不足,应就近调配支援。如果实验室检测能力恢复有困难,一方面,应考虑暂时采用快速检测设备和试剂替代;另一方面,尽快建立起与就近相关实验室的支持工作机制,确保紧急送样检测或标本复核的渠道畅通。

2. 根据需要,所有的临时医疗急救点和受灾群众安置点都应设置监测点,当监测点的检测人员和信息上报设备不足时,应由就近的医疗卫生人员和医疗卫生机构负责,至少做到每天巡查和报告一次。

3. 降低原有疫情相关信息的监测和响应阈值。根据风险评估结果,对灾区面临高风险的传染病和突发公共卫生事件,出现单例病例或者两例具备流行病学关联的病例就应当按突发公共卫生事件相关信息进行报告和调查处置;或传染病发病率超过近年同期发病率均值的 1.5 倍标准差时,应当进行疫情核实或者启动现场流行病学调查。

4. 如果灾区原属于全国重点传染病和病媒生物监测点,根据风险评估结果,对高风险的重点传染病及其病媒生物,建议在原有基础上加强监测频次。

三、症状监测

洪涝灾害发生后,经过确认灾区原有的疫情监测体系在短时间内难以恢复,则应建立临时症状监测系统。症状监测系统可通过连续、系统地采集分析特定疾病临床症候群发生频率的数据,掌握疾病在时间和空间上的聚集情况,对疾病暴发进行早期探查、预警,并做出快速反应。

根据风险评估得到的当地面临较高风险传染病和突发公共卫生事件的结果,确定灾区优先需要开展监测的症状或症候群。对可能发生的风险等级和疾病负担排序,结合本地区既往的洪涝灾害救灾防病经验,设计不同的症候群组合,也可参考 2008 年四川汶川地震时中国疾病预防控制信息系统设定的症状监测表格。

症状监测点应设置在灾后所有开展医疗卫生服务的机构以及受灾群众临时安置点。各级各类医疗卫生机构及其执行职务的人员、乡村医生、个体医生和安置点的责任医生为各监测点的责任报告人。如果安置点无指定责任医生,则由该安置点的负责人或其指定人员替代,若此人无医学背景,则需经过必要的培训。

症状监测应当做到每日报告和零报告。各监测点应于每日早晨收集前一日的数据,并向所在地的乡镇卫生院/社区卫生服务中心报告,再由乡镇卫生院/社区卫生服务中心指定专人对辖区内各监测点的数据进行审核汇总后,于每日上午9点前完成中国疾病预防控制信息系统中"症状监测直报系统"的网络报告。如数据填报有误,须于当日及时更新数据。

在症状监测开始的前4周,监测人员每天均须与各监测点负责人员沟通是否存在相同症候群聚集性病例的情况,如存在,应进一步核实排查,之后以既往数据为监测基线,一旦发现相关病例数异常上升,则需进一步核查。

症状监测直至灾区恢复原有疫情监测能力水平时方可停止,进而采取基于原有监测体系的强化监测策略。

四、新型冠状病毒肺炎疫情和症状监测

洪涝灾害发生期间,有关部门和医疗卫生机构要按照《新型冠状病毒肺炎防控方案》的要求,做好新型冠状病毒肺炎疫情或症状监测工作,遵循"早

发现、早报告、早隔离、早治疗"原则，及时排查病例，切断传播途径，防止疫情在受灾群众安置点的扩散传播。

受灾群众集中安置点应做好人员登记工作，实行相对封闭管理。安置点的各个出入口应设置测温设施和配备相关管理人员，对进出的人员均须进行体温监测，体温正常者允许进入安置点。相关医疗机构需开展受灾群众的日常健康监测，一旦发现有发热、干咳、腹泻等疑似新冠肺炎症状的人员，应立即对其进行排查治疗，通过流行病学调查掌握其密切接触者，并对密切接触者实施隔离医学观察。相关医疗机构发现疑似病例和确诊病例时，应于 2 小时内进行网络直报。疾控机构接到报告后应立即调查核实，并于 2 小时内通过网络直报系统完成三级确认审核。相关医疗机构不

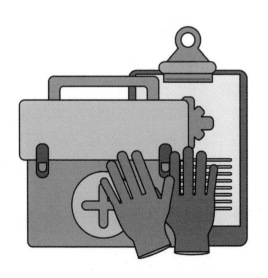

具备网络直报条件时,应立即向当地县(区)级疾控机构报告,并于2小时内填写寄出传染病报告卡,县(区)级疾控机构接到报告后应立即进行网络直报,并做好后续信息的订正。当疑似病例排除,或患者病情恶化甚至死亡时,应及时订正病例信息。

第九节　健康教育

为了向公众传播卫生防病知识,指导公众在洪涝灾害发生时采纳预防疾病和保护健康的生活方式和行为,提高受灾群众的预防保健能力,防范其心理恐慌,帮助其进行心理修复,达到维护灾期社会稳定的目的,应适时对公众(尤其是受灾群众)开展健康教育。

一、灾前和灾后健康教育

洪涝灾害涉及的健康教育可分为灾前健康教育和灾后健康教育。

在洪涝灾害还未发生的时候,尤其是在灾害高发地区,以及灾害高发季节来临之前,应注重开展洪涝灾害灾前公众健康教育,让大家理性和正确地认识洪涝灾害的产生和发展过程,灾害发生后会给人体健康带来的危害及其途径,如何提前做好防洪准备以防范和避免健康危害等,为迎接灾害的到来做好准备。例如,中国疾病预防控制中心在其官方网站上设立了"洪涝救灾防病"专题,公众可以从中了解"洪涝相关防灾与自救互救知识""洪涝灾害灾后防病知识要点""洪涝灾害灾后健康宣教核心信息"等与洪涝灾害防护相关的知识。

为减少洪涝灾害等自然灾害发生后疾病的发生和传播,中国疾病预防控制中心卫生应急中心发布了"自然灾害健康宣教核心信息"。其中包括:环境卫生、饮用水卫生、饮食卫生、中毒、个人卫生、心理卫生、虫媒疾病发生和传染病暴发等内容。在人员密集的受灾群众安置点,可将以上述"核心信息"为基础制作的健康教育宣传资料向受灾群众传播和发放,对受灾群众开展集中式的健康教育,如在集中供餐地点或集体活动地点张贴宣传海报和挂图,发放彩页和折页,或通过广播、电视和网络的形式开展宣传教育等。

二、需求评估

在确定健康教育的内容和形式之前,应开展健康教育的需求评估。灾区健康教育工作的需求评估主要包括:社会学评估、流行病学诊断和行为学诊断。社会学评估包括对灾区类型特征、经济文化习俗、人口教育、交通电讯条件和政策/卫生服务情况的评估,社会学评估主要是为了预测灾害类型的变化趋势,了解灾区的人口构成、沟通语言和习俗,掌握受灾群众的经济和营养状况,判断接受健康教育的可及性,确定开展健康教育可利用的政策和人力资源,便于有针对性地开展健康教育工作。流行病学诊断是指研究灾区健康危险因素流行状况,包括传染病发病状况、环境卫生状况、受灾群众身体状况等,诊断的目的是确定健康教育与健康相关的内容。行为学诊断的内容包括受灾群众相关卫生知识技能行为状况,以及行为改善相关资源如健康教育资源及工作状况、可动员的社会支持资源、适宜的行为改善策略等,开展行为学诊断是为了确定健康教育与行为相关的内容,以及健康教育行为干预的资源和策略。

三、方法和形式

洪涝灾害的健康教育建议采取多种形式相结合的方式,如根据现场传播设施和宣传相关人员配置等条件,以户外、纸媒、广播、电视或互联网为主流传播渠道,再配合折页、宣传手册、海报、挂图或专题片等多种形式,把通俗易懂的宣传材料传播给公众。选择方法和形式的原则是保证尽可能在较短的时间内,把健康教育的信息传递给更多的公众。各种形式之间可以互相补充,发挥协同效应,以引起公众共鸣,提升传播效果,从而达到促进公众健康行为改变的效果。

四、健康教育的重点内容

洪涝灾害健康教育工作要根据灾害持续影响时间的长短有不同的侧重点,可按短期灾害、中期灾害和长期灾害来区分。

短期灾害是指短时间内受灾,受灾群众原来的生活环境可以很快恢复,因为灾害引起的健康危险因素可以在较短时间内减弱、消失。此时,具有灾害特征的健康教育活动维持时间较短,主要采用以大众传播为主的策略,特别是注意发挥新闻媒体的作用。

中期灾害是指受灾更加严重,受灾群众被迫有计划地离开原来生活的地方,一般被安置在临时搭建的帐篷、庵棚里,在新住所有一定的生活必需品。此时,新的环境可能存在一些健康危险因素,但由于受灾群众对灾害有一定的心理准备和知识行为准备,所以对灾区生活适应能力较强,可以在健康教育需求评估的基础上,按计划开展健康教育或健康促进活动。

长期灾害是指当灾害突然发生,受灾群众无计划地仓促离开原居住地,且在 1 个月以内没有办法恢复正常的生活。此时,受灾群众应对灾害的心理和知识行为准备不足,原来的居住环境又被破坏,甚至出现必需品不足的情况,生活变得困难,再加上各方面的服务仓促开展,难以规范有序,灾区健康教育任务最重。因此,应当立即进行健康教育需求评估,同时开展符合灾区实际情况的、能够满足受灾群众生理和心理需求的健康教育活动。

五、风险沟通

为了增进公众及媒体对洪涝灾害发生后主要的公共卫生问题和疫情流行状况、控制与防治措施进展的了解,增进卫生部门与公众和媒体之间的信任,降低公众恐慌与焦虑,灾情期间还应做好风险沟通工作。

风险沟通包括政府沟通、组织内沟通、部门沟通、媒体沟通和公众沟通等。各级疾控机构在灾害应急工作中可能接触的风险沟通以组织内沟通为主,组织内部门机构和人员主要包括当地卫生行政部门、医疗机构和疾病预防控制机构及其专业人员、区域内的其他应急人员和上级卫生行政部门等,在进行组织内风险沟通时应注重明确各级分工,优化信息传递流程。在开展

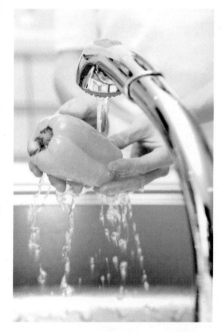

各类型的风险沟通过程中,应注意把握与公众和媒体沟通的尺度,保证政府、专业机构和媒体向公众发布的信息一致性,避免信息不一致,甚至信息混淆。

第四章　洪涝灾害人群健康防护措施

洪涝灾害对民众健康的影响贯穿灾害发生的整个过程以及事后很长一段时间,因此相应的人群防护策略也应该贯穿整个环节、分阶段进行,着重从事前预防、事中干预、事后救助三个层次构建全面、合理、实用的综合人群健康防护措施。群众由于自身状况、所处的位置等不尽相同,其敏感脆弱性也存在很大差异,所以需要将经济基础、文化和语言等有关因素充分纳入各个层面的风险沟通、公共卫生行动和政策中。

第一节　敏感人群

洪涝灾害发生后,所有被洪水影响的人群,都会由于流离失所、财产损失或心理上的创伤,处于直接或间接的健康风险之中。但由于某些原因,部分人群受伤害与死亡的风险更高,例如儿童、老年人、残疾人等。原因包括:行动能力受限,灾害来临时撤退相对困难;患有慢性疾病,长期依赖药物或医疗设备治疗,在洪灾发生期间医疗条件的可及性必然受到影响;洪水风险意识差;较难获得洪灾警报等。而且,在不同阶段,敏感人群的脆弱性也有所不同。对于这类人群,需要针对其脆弱指征,给予重点关注和额外关怀。具体脆弱人群类型与原因见表 4-1。

表 4-1　脆弱人群指征

脆弱人群	增加其脆弱性的因素
儿童	可能无法准确阐述现状,易焦虑,没有足够的认知水平和行动力
孕妇	怕对胎儿健康造成不利影响而不愿意接受治疗;免疫系统较弱
老年人	行动能力有所限制　体力下降,免疫系统较弱,丢失助听器、假牙等情形会妨碍恢复
残疾人士	可能依赖轮椅、手杖和助行器等移动辅助设备,洪水期间丢失这些设备可能会失去独立性
患有慢性病人群和其他病患	长期依赖药物或医疗护理设备(如糖尿病、哮喘、癫痫)
游客(尤其国外游客)	语言不通,较难获取到预警信息与相关指导;不熟悉紧急情况下可以依赖的本地资源
居住在洪灾风险偏高地区的人群	洪水高发的区域健康风险

续表

脆弱人群	增加其脆弱性的因素
信息闭塞地区人群	处于较弱的社交网络圈，信息获取不畅、不及时
无家可归者	可能患有精神疾病，并因洪水带的急性压力而加剧；可能在阅读和跟随指引方面存在困难

有纵向研究对一次大洪水事件的受害者进行了18个月的跟踪调查。结果表明，洪水的环境和人们的生活之间存在着复杂的相互作用，决定了他们如何、何时以及是否变得脆弱。当一些弱势群体相互重叠时，如在贫困社区，由于缺乏对洪水的认识、社会网络薄弱、基线健康状况差以及缺乏行动能力，洪灾引发的问题会加剧。如果该地区基建设施维护不善，建筑环境面临被洪水破坏的高风险，这一情况可能会进一步恶化。所以充分识别脆弱敏感人群及其健康需求，给予额外的关怀至关重要。例如，在信息传播、应急准备、紧急避难方案的制订等方面，多考虑交流和行动困难者以及慢性病患者的需要，充分利用视听媒体、图片和其他交流渠道，及时有效传播公共卫生信息。

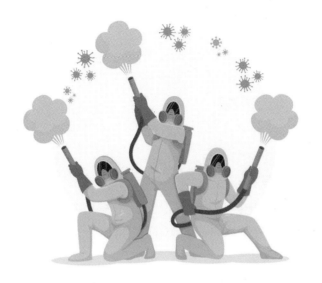

第二节 汛期计划与准备

有的洪水发展相对缓慢,预警系统可以提前几天甚至几周做出预测。对于这类洪水事件,政府与公众都有较为充分的时间做好计划与准备,应对洪水可能带来的健康危害。而有的洪水没有明显预兆且发展非常迅猛,这时,就需要在雨季保持警惕,关注可能引发洪灾的各种征兆。

一、洪水来临前预兆

1. 强台风

台风是热带洋面上生成的一种强烈大气漩涡,气压上升非常猛烈,故有旺盛的降水云系发展,能带来一日 100～300mm 的特大暴雨。台风登陆后,其风力会迅速减弱,但降水强度仍要维持一段时间,深入内陆后,往往会因长时间的降水而引发洪涝灾害。这样的洪涝灾害大多破坏力较强,还可能引发滑坡、泥石流等。所以强台风预警也是可能发生洪涝灾害的风向标,应提前做好应对准备。

2. 连降大雨

多日集中降雨,会导致河道水量增加,甚至导致河水越堤,形成洪水。而区域性的持续强降水,很容易发生区域性水灾。

3. 高山融雪

在高纬度积雪区或高山积雪区,季节的变化容易引起突发性洪涝灾害。故在春季气候转暖,冰雪消融时期,应提高警惕,为可能发生的洪涝灾害提前做好准备。

二、预警与准备

提前制订完善的防护计划对洪水来临后保障生命安全至关重要。公众应积极响应、配合政府,关注并熟悉所在社区的应急计划、警告信号、人群疏散计划、避难所计划等应急预案,并随时关注气象预警预报。当收到洪水预警信息后,居民需要做的准备包括以下几方面:

根据房屋位置、周边环境特点和家庭成员状况制订计划;在家庭成员的每一部手机里记录当地政府防汛部门应急联系电话;确定距离最近的避难所位置及逃生路线;确保每个家庭成员明白警报的含义以及拉响警报以后应该怎么做;确保核心电子设备充满电;提前准备好应急供给物资,具体内容见表4-2,主要包括食品药物、安全用品和个人卫生用品三类。其中灭火器用于洪水发生后,由于电器短路等原因可能引发的火灾;纸尿裤可用于婴儿和老年人;照明设备和手机等电器应准备额外的备用电池,以防出现电力不足。这些应急物资应集中放置在房屋内便于拿取的位置。给车辆加满汽油,保证随时可以开动,同时车辆内也应准备一份应急物资。条件允许时,扎制木排、竹排,搜集木盆、木材、大件泡沫塑料等适合漂浮的材料,加工成救生装置以备急需。

表4-2　洪水来临前家庭应急储备物资

食品和药物	安全用品	个人卫生用具
清洁的储水设施	急救包、灭火器	清洁湿巾
婴儿食品和配方奶粉	照明设备、地图	牙膏、牙刷
日常用药	手机和备用电池	洗手液、肥皂
每人至少20L 饮用水	睡袋、毯子	卫生棉条、纸尿裤
便携不易坏的食品 (维持3~5 天用量)	净水壶(如有)、 火柴或打火机	

此外，如果家里有宠物或牲畜，需要将它们考虑在应急计划之内。尤其是当养有大量牲畜时，提前做好应急准备格外重要。可能的话，可将牲畜进行预防性疏散，例如赶至较高的地势处。如养有宠物，也需要为宠物准备一份相应的应急储备物资包。

三、留在屋内防护措施

洪水来临，是选择留在屋内还是进行撤离，均应听取政府相关部门的专业建议。如果接到留在屋内的指示，应该注意以下几方面：随时听收音机或收看电视等，关注官方发布的重要信息，持续跟进当前洪水相关信息；远离窗户，防止被窗户或其他碎片击中受伤；提前做好撤离的准备，如果接到应急工作人员的撤离指令，或房屋被损坏，需转移到避难所或其他安全的地方，则应立刻按照计划与指令，有序撤离、转移；根据政府相关部门建议，选择是否关闭电源和水管。

四、撤离前防护措施

如果接到政府相关部门的撤离指示，须坚决执行，并注意以下几方面：只携带准备妥当的必要应急物品；拔掉电器插头，如果时间允许，关掉房屋内燃气、电源、水的开关，锁门；在撤离时，根据当地电视、广播等媒体提供的洪水信息，结合自己所处的位置和条件，冷静地选择最佳路线撤离,如有应急工作人员在现场,应听从其指挥与建议;确保携带好性能良好且充好电的通信设备,并做好防水和其他安全措施;不可开车穿越洪水泛滥的地区,汽车和其他车辆可能被洪水冲走,15cm水深的急速水流即有可能导致汽车失速。

第三节　洪灾过程中健康防护措施

洪水过程中,受灾群众面临的最主要风险为溺水和重击等物理性伤害、外伤或蚊虫叮咬引发感染风险,以及饮水和食品安全风险等,如果能够知晓并做好相关防护措施,可以大大减少相应的健康危害。此外,一线抗洪救灾人员由于身处恶劣环境,面临更严峻的健康风险,需要进行额外的安全防护。

一、物理性健康风险防护

1. 溺水

如果需要撤离,尽量向高地势方向撤移。尽量避免在洪水水流中行走或驾车,如确需行走或驾车,确保不要进入未知深度的水域,而且应穿救生服。如乘坐的汽车沉入水中,须在水漫至车窗前逃离。如果汽车被冲入水中,这时仍有 1～2 分钟时间是浮在水面上的,而下沉从车头开始。第一时间摇下车窗,打开所有车灯,解开安全带,尝试从车窗或天窗逃生。

如果已经被洪水包围,困在高地、坝坎、山坡等地,设法尽快和当地政府防汛部门取得联系,发现飞机等救援时,可以利用镜片反光、挥动鲜艳的衣物、大声呼救等方法发出求救信号,以便取得搜救人员的注意,从而获救。如果洪水继续上涨,避难地方已无法自保,准备转移时,要充分利用准备好的救生器材逃生,或迅速找一些门板、桌椅、大块泡沫塑料等能漂浮的材料扎成筏逃生。

万一掉落洪水中,为避免呛水,应屏气捏住鼻子,试试能否站起来,如水太深,可试图借助踩水助浮。如果已经卷入流动的洪水中,尽可能抓住一切固定的或能漂浮的东西,寻找机会逃生。在这个过程,保留衣服,脱掉鞋子。

2. 外伤

外伤是洪灾发生之后常见的意外状况。不要轻易搬移浸在洪水中的重物。此外还应注意躲避随洪水漂流及被洪水冲倒的重物。

3. 一氧化碳中毒

防止一氧化碳中毒最重要的是确保通风良好。在没有足够通风的情况下,不要在室内环境使用燃气加热器、抽水泵等器械,车库、地下室、门廊或棚屋等室内空间也需格外注意。此外,发电机只能在室外、远离建筑物的下风方向运行,同时注意火灾风险,小心使用这些物品。如发现一氧化碳泄漏的情况,急救者选取低姿态或俯伏状态进入现场,有助于最大限度减少一氧化碳吸入量。到达现场后,立即打开门窗,将中毒者迅速移至空气新鲜、通风良好处,保持其呼吸道通畅,及时寻求医疗救助。

4. 触电

外出时,不可攀爬带电的电线杆、铁塔,如发现高压线铁塔倾斜或电线断头下垂时,一定要迅速避开,防止直接触电或因地面"跨步电压"触电。被水浸泡过的电器在专业维修人员维修之前不要使用。雷雨时要关闭手机。

5. 低温

抵御低温寒冷,可穿舒适宽松多层衣物保暖,紧身服影响血液流通,不利于保持体温。时刻注意观察自己及周边亲人的身体状况。如出现皮肤苍白冰冷、口唇耳垂呈紫色等低体温症状及时就医。此外,如掉落寒冷水中,有效的方法是使用救生设备,减少在水中的活动,保持冷静,控制情绪,尽力减少体热散失。救生设备主要指避免身体与冷水直接接触、帮助身体漂浮的工具,例如救生背心、救生船等。

二、生物性健康风险防护

生物性健康风险防护主要包括各类传染性疾病的预防和处理方法。

1. 肠道传染病

灾区常见肠道传染病主要有细菌性痢疾、霍乱、伤寒和副伤寒,其他如沙门菌、副溶血性弧菌、空肠弯曲菌、致病性大肠杆菌、耶尔森氏菌等细菌引起的细菌性感染性腹泻病,病毒性腹泻病,以及寄生虫腹泻病(隐孢子虫等)。其他肠道传染病还包括甲型肝炎、戊型肝炎、手足口病等。这类传染病的个体防护有共同之处。例如,不进食未洗净的生菜;不吃未煮熟的贝类等海(水)产品;不喝生水,只喝开水、合格瓶装水;饭前便后、加工食物前要洗手,不随地大小便等。其中针对霍乱、伤寒和副伤寒,从事饮食服务、垃圾粪便处理或一般人群应根据专业机构推荐,及时接种疫苗。除此之外,不同肠道传染病也有各自的防护注意事项。

(1)霍乱:海(水)产品加工存放容器要做到生熟分开,煮熟后食用,清洗海鲜人员要彻底洗手再接触食品和餐具;避免大型聚餐;不吃剩饭菜。如发生无痛性腹泻和呕吐须立即就医;粪便和呕吐物污染的地面、容器、厕所、水龙头、衣物、被褥等应立即进行清洁和消毒。

(2)细菌性痢疾:瓜果要削皮吃,少吃凉拌菜,不吃或少吃熟肉凉盘食物;食物加工要煮透;防止饭菜被苍蝇叮爬。如发生水样便、稀便、脓血便,伴腹痛、里急后重应立即就医。

(3)伤寒和副伤寒:伤寒、副伤寒病情一般不典型,当出现持续3天以上发热、头痛、食欲差,可先排除感冒等疾病,如有不洁食物或生冷食物进食史,应立即就医。

（4）手足口病：手足口病是幼儿易发疾病。建议经常用清水和皂液洗手，特别是在接触口鼻前、进食或处理食物前、如厕后、当手被水疱及呼吸道分泌物污染时、更换婴儿尿布后，以及处理被污染的物品后，均需彻底洗手。此外，应经常清洁和消毒日常接触的餐具、用具、物品或表面（如家具、玩具和共用物品）。尽量不要共用毛巾或其他个人物品。成人外出回家应更换清洁衣服并洗手后再接触婴幼儿，不要喂食婴儿成人咀嚼过的食物。根据专业机构推荐，3岁以下儿童可接种肠道病毒71型（EV71）疫苗，以减少EV71感染发病及其导致的重症和死亡。

2. 自然疫源性疾病

自然疫源性疾病是指在自然条件下长期存在，在野生动物间流行，并在一定条件下可感染人类的疾病。一方面，由于洪灾期间自然环境的改变，包括温度、湿度、水位及媒介生物的栖息地变化影响了病原体、传染源、传播媒介和宿主的生长繁殖与生活习性；另一方面，灾区群众居住条件恶劣、营养不良、精神心理压抑，使机体对疾病的抵抗力下降等，均易导致自然疫源性疾病的流行和暴发。洪灾后需要重点预防的自然疫源性传染病有肾综合征出血热（流行性出血热）、钩端螺旋体病、流行性乙型脑炎、疟疾、血吸虫病、鼠疫、炭疽、布鲁氏菌病等。

（1）肾综合征出血热：做好卫生，确保家中及工作场所无鼠;妥善保管粮食和食物,防止被鼠污染;清扫被鼠尿、粪污染的地方时,要适当防护,戴橡胶或塑料手套,戴口罩;落实防鼠灭鼠措施,防止鼠进入室内,不采取人工捣动鼠窝等灭鼠措施。

(2)钩端螺旋体病:7—9月是洪涝灾害高发季,也是钩端螺旋体病高发季,群众接触疫水机会增加,发病风险增加。灾区公众要避免接触疫水,对牲畜进行圈养,积极配合政府开展灭鼠等爱国卫生活动,出现症状及时就医。参加抗洪抢险人员和参加水稻收割的农民,必要时可接种疫苗,或开展预防性服药。

(3)炭疽:7—9月也是炭疽的高发季节,灾区公众预防炭疽最重要的措施是不接触病死动物,发现牛、羊等动物突然死亡,要做到"三不",即不宰杀、不食用、不买卖,并立即报告当地农业畜牧部门,由该部门进行处理。一旦发现自己或周围有人出现炭疽的症状,应立即报告当地卫生院或疾病预防控制机构,并及时就医。注意从正规渠道购买牛羊肉制品,不购买和食用病死牲畜或来源不明的肉类。

(4)布鲁氏菌病:接触患病的牛、羊等牲畜时要戴手套、口罩和防水围裙。不喝生奶,不食用未煮熟的肉类。布鲁氏菌病急性期病例以发热、乏力、多汗、肌肉及关节疼痛和肝、脾、淋巴结肿大为主要表现,出现疑似布鲁氏菌病症状应尽快就医,延误治疗可导致疾病慢性化,对身体伤害很大。

(5)血吸虫病:我国血吸虫病主要流行于湖南、湖北、江西、安徽、江苏、四川、云南等省份,外地抗洪救援人员要特别警惕当地是否有血吸虫病流行,可向当地居民或疾病防控机构咨询、了解当地血吸虫病流行情况,以及当地水系洪灾期间是否有周边血吸虫病流行区来水。

在血吸虫病流行区,或可能受血吸虫病流行区来水影响的地区,禁止直接饮用生水,只喝开水或符合卫生标准的瓶装水、桶装水。洗手、洗衣等生活用水应进行消毒处理。禁止在流行区自然水体中游泳、戏水、洗手、洗衣等行为,避免接触疫水或者有钉螺分布的水体。必须接触疫水时,应在身体可能接触疫水的部位涂抹防护油膏,持续接触疫水超过油膏中药物有效时间时应再次涂擦药物;在防范高温中暑的前提下,可穿戴不透水的长筒胶靴、手套等防护用具。

如接触疫水时未能采取足够的防护措施,特别是外地救援人员,应主动到血吸虫病防治部门进行血吸虫病检查,发现感染早治疗。接触疫水后如出现发热、腹泻、乏力等症状,要尽快寻求医生帮助,主动告知医生近期曾在血吸虫病流行区接触过疫水,尽早诊断和治疗。临时居住地附近有钉螺分布的小水域和草滩地可用化学药剂进行处理,杀灭尾蚴和钉螺。洪灾期间,尽可能将牛、羊等家畜集中圈养,禁止到有钉螺的区域放牧。人及家畜粪便尽可能及时收集,统一进行无害化处理,防止粪便流入水中。

（6）疟疾:加强疫情监测,建立疫情监测点,及时准确掌握疫情,分析趋势并进行预测,为制订防治对策提供科学依据;加强发热患者的血检,及时发现传染源,规范治疗现症患者,及时开展疫点处置,防止传染源的积累与扩散;开展媒介控制措施,对疟疾高发区且蚊媒密度较高的灾区群众集居地用灭蚊剂进行室内滞留喷洒。有条件的地方,在居所内安装纱门、纱窗等家庭防蚊措施。提倡穿着长袖长裤,在暴露的皮肤部位喷涂酊剂、霜剂、液剂等驱避剂,改变露宿习惯等个人防护措施,减少蚊虫叮咬。开展爱国卫生运动,清除杂草污泥,填平坑洼,改善环境卫生,减少和消除蚊媒孳生场所。此外,开展疟疾防治知识的健康教育,提高灾区群众自我保护意识与防护能力也非常重要。

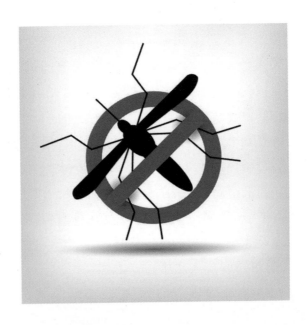

三、化学性健康风险防护

　　避免化学性伤害,应远离疑似化学品污染水域与物品,特别是强酸、强碱及其他腐蚀性化学品。对于居住在化工厂附近的公众,需额外关注工厂相关状况,包括工厂类型、设施破坏情况、化学品类型、天气状况等,有特殊发现及时上报相关部门。如发现水面有石油泄漏的状况,切勿靠近,及时联系应急工作人员或相关部门。此外,需格外注意避免进入危险区域,如可能积聚化学烟雾的地下室,如确需进入,要确保这些密闭区域提前通风。如不幸受到化学品伤害,及时寻求医疗救助。

四、抗洪人员防护

1. 个人健康防护

　　抗洪人员需配备防护物品和药品。防护物品包含救生衣、救生圈、安全头盔、防水手套、全身防水服、雨衣、绝缘橡胶靴、防溅护目镜、口罩、手电、对讲机、反光背心等。防护药品可以储备十滴水、仁丹、藿香正气水等消暑药品,防虫、驱虫药,眼药水,创可贴,速干手消毒剂和消杀药物。做好自我健康监测,如出现体温异常、咳嗽、腹泻、全身乏力或其他不适,立即报告上级部门并及时就医。抗洪工作强度大,工作人员应合理安排工作时间,保证睡眠,避免疲劳作战。此外,还应注意个人卫生,就餐前应先洗手或使用速干手消毒剂。抗洪人员常在洪水中作战,当出现外伤时,应保持伤口清洁,避免再次接触洪水;如果伤口不慎与洪水接触,立即用清洁水和肥皂冲洗,并用防水材料包裹伤口。如果伤口出现红肿、体液渗出等感染迹象,应及时寻求专业医疗救助。

2. 意外伤害防护

抗洪人员需要涉水时,应提前判断水情,避免盲目徒步涉水作业导致溺水;而且需要仔细观察周边电线杆、变压器、高压线等供电设施是否倒塌、被淹,是否已断电,避免发生触电。在工作中实行换班制,及时补充淡盐水,并适时在阴凉通风处休息,防止中暑。在北方地区救灾时,应穿全身防水服或避免长时间浸泡在冷水中,避免失温。

3. 疾病防护

抗洪人员需格外注意各类疾病的防护,包括肠道传染病、自然疫源性疾病、蚊媒传染病、急性出血性结膜炎、阴囊皮炎等。注意饮食卫生和手卫生是关键,同时加强环境卫生整治与消毒,开展防鼠、灭鼠、杀虫工作,适当减少水下作业时间,均有益于降低各类疾病的风险。

4. 饮食安全

抗洪人员需注意饮食卫生与营养安全,不吃与洪水接触过的腐败变质食物、病死和死因不明的畜禽及水产品,还应保证每日足量饮水,并适当补充盐分。

第四节　洪灾结束后家园恢复与健康防护措施

洪涝灾害过后,室内外环境的清洁与卫生防护、霉菌的去除与防护、心理健康的恢复等同样重要。

一、室外环境清洁

保持室外环境卫生,清除各类污染源,对灾后公众健康的防护尤为重要。过水村屯、内涝和被水淹村屯,待洪水撤后应及时清淤,修复厕所、牲畜圈,整修院庭、填平坑洼,清除淤积在户外的易腐烂变质的植物。动物尸体应深埋,土层应夯实。此外,应做好蚊、蝇和老鼠等媒介生物控制工作,常用方法包括安装纱窗、纱门,人工捕打和药物杀灭等。垃圾应集中堆放,并及时消毒与清运,减少病媒孳生场所。

二、室内清洁与防护

1.返回房屋前注意事项

洪水过后返回家园之前,需检查房屋结构损毁情况,确定房间处于安全状态后再进入,还应观察家中或周边是否有蛇或其他危险动物。提前给房间通风,并检查是否存在松散脱落的电源线和气体泄漏,如有,及时联系相关公司报修,待问题解决之后再进入。此外,不要进入被洪水淹没的地下室,防止触电危险。

2. 去除滞留于房屋内的洪水

房屋内如果滞留有洪水,其中可能混着污水、污垢或其他物质,从而将细菌和化学物等污染物带入家中。洪灾过后,房间安全处置最关键的是尽快清除所有积水。地下室的水如果积存较多,需要根据情况分批抽出,避免短时间全部抽出可能出现的结构损坏、墙体坍塌。如果积水表面有石油类物质存在,需先联系专业人员将其去除之后,再清除积水。

3. 房屋清洁、消毒

微生物可以在积水中繁殖生长,从而进入空气中,并有可能通过呼吸道进入人体。洪水过后,房屋需进行全面彻底的清洁和消毒之后再入住。在房屋进行清洁前,需要将室内物品进行分类,哪些可以清洁,哪些直接丢弃。通常,一些不易吸水的材料,如金属、玻璃和硬塑料等材质的物品,可以进行清洁和干燥。而有些吸水性很强的物品在洪水过后很难清洗和干燥,如地毯等,可考虑废弃。搬运家具或杂物时要小心,可能会因为被水浸湿变得更沉重。此外,暴露在洪水和泥浆中的食品、饮料、药品等无法清洗消毒,建议丢弃。

房屋清洁时,首先彻底清洁墙壁、家用设施、地板、家具等较为坚硬的表面,并用热水和普通清洁剂配制的溶液擦拭。其次,清洗所有柔软织物,包括床品、衣物、软家居、儿童玩具等。如需使用消毒剂,必须先进行清洁,这样消毒剂才能更有效发挥作用。使用家用清洁剂和消毒剂时,应仔细阅读并遵循产品使用说明,最好不要混合使用,因为部分产品混合后可能会产生有毒烟雾,对健康损害极大,如家用氨水和含氯消毒液不可以混合使用。为减少微生物孳生所带来的健康风险,房屋清洁过程中及结束后,可用风扇、空调、除湿机增加空气流通。清洁房屋时所穿衣物需仔细清洁与消毒。

三、霉菌处理与防护

洪涝灾害过后由于空气潮湿、滞留积水,霉菌的产生非常普遍,为了更好地进行健康防护,需正确识别霉菌,并熟悉预防霉菌生长的措施。如果已经产生霉菌,应知晓具体去除方法。在这个过程中,进行科学合理的人员防护也非常重要。

1.霉菌的识别

霉菌可以通过看和闻进行识别。观察墙壁和天花板及其他家具等物质表面,如果出现变色,则有可能是霉菌生长的信号。房间如果存在持续性难闻的霉味、泥土味或是臭味,应仔细寻找来源,这也有可能是霉菌生长传递出的信息。此外,霉菌可能隐藏在墙纸或镶板的背面、天花板瓷砖的顶面、地毯和电器的底面、家具后面的墙壁表面、管道系统内部等。发现隐藏的霉菌相对比较困难,处理时也需非常谨慎。例如墙纸后面如果有霉菌生长,铲除墙纸时可能会有大量霉菌孢子释放,一定提前做好防护,必要时可请专业人士进行操作。

2.霉菌生长的预防

洪水消退之后,应尽快对房屋进行清洁、干燥,条件允许时最好在1～2天之内完成,并及时解决房屋漏水问题。如果房屋内多孔物质被洪水浸泡超过2天,则很难被彻底清洗干净,建议丢弃。常见多孔物质包括地毯、墙纸、衣服、皮革、木制品、食材等。

3.霉菌的去除

不同地方生长的霉菌,去除方式不同。平整硬墙面,可使用铲子铲除,并用肥皂和清水擦拭清洁;混凝土等粗糙表面,可使用硬毛刷进行刷除,并用肥皂和清水擦拭清洁;如果霉菌生长面积过大,则应向专业技术机构寻求帮助。此外,还应注意以下事项:

(1)在清理时务必打开所有门窗进行通风,屋内橱柜、衣柜等也应全部敞开,增加空气流动。离开房屋时,在确保安全的前提下,也尽量打开多扇门窗,进行持续性通风。

(2)如果使用清洁产品,不可将清洁产品混合使用,尤其不可以混合漂白剂和氨水,防止产生有毒气体,危害身体健康。

（3）在墙上和家具上刷漆堵缝等,无法阻止霉菌生长。在上漆前需彻底擦干水分并清除所有霉菌。

（4）降低湿度是控制霉菌的关键因素。如果可能,室内湿度保持在相对湿度60%以下,最好在30%～50%。如果看到窗户、墙壁或管道上有冷凝水或湿气聚集,需迅速采取措施干燥潮湿表面。也可用绝缘材料覆盖冷水管等冷表面,减少冷凝。此外,做饭时打开排气扇,淋浴时打开浴室风扇或窗户,都可有效防止产生的水蒸气进一步增大环境湿度。

（5）霉菌清理结束时,如果可以安全使用电力,可选择性使用风扇及除湿机进行除潮。但如果霉菌并未完全清除,需谨慎使用风扇,防止风机吹散霉菌孢子,在空气中形成二次污染。

4.霉菌清除作业时个人防护

进行霉菌清除作业时,一定要注意个人防护,最好佩戴手套、N95口罩和防护眼镜,并开窗通风,尽量减少暴露在霉菌中的时间。戴手套时需注意,最好选用长度延伸至整个前臂的类型。如使用较为温和的洗涤剂时选用普通家用橡胶手套即可;如使用类似漂白剂等消毒剂,需选用天然橡胶手套或氯丁橡胶等制成的手套。佩戴护目镜时,推荐选用不带通风孔的类型,能有效避免霉菌或霉菌孢子进入眼睛。

对霉菌易感或过敏的脆弱人群,需要加强相关防护与躲避措施。如小于12岁的儿童、孕妇、大于65岁的老年人以及患有哮喘的人群等,应尽量避免参与霉菌去除工作。

四、个人卫生与防护

良好的个人卫生和洗手习惯是预防灾后疾病传播非常重要的环节,需要注意的细节有以下几方面:首先,在准备食物、哺乳前、饭前、便后、护理病人前后、接触动物或动物尸体后、接触垃圾后、处理伤口前后等情况下,均需要洗手。洗手时,最好用肥皂和流动水清洗,并及时擦干。其次,不可用被污染的水洗手洗脸,以及洗涤其他物品。

五、心理健康恢复

经历洪水等极端天气造成的损害会使公众面临压力和抑郁等心理健康问题的概率增加,而不少经历过洪灾的人在灾害发生两年后生活仍受到影响。这些人群包括洪水幸存者、洪水救援者、进行恢复工作的人员,以及位于洪水影响区域之外的家人和朋友。采取积极的准备行动,可以减少由洪水带来的损失,并减少未来遭受精神健康影响的可能性。下面一些建议有利于帮助受影响人群进行积极健康地应对。

1. 减少信息摄入

不断关注有关灾难或创伤事件的新闻报道会增加

压力和焦虑,减少看或听新闻时间,参加放松活动有益于帮助恢复心理健康。

2. 保证充足的睡眠

如果存在难以入睡或频繁夜醒等睡眠障碍,建议在准备好睡觉的时候再上床,避免在床上使用手机等电子产品,并且在睡觉前至少一小时内避免饮用含酒精或咖啡因的饮品。

3. 建立并维持规律的生活

尝试在固定的时间吃饭、休息。在日程中安排一些积极有趣的活动,让生活有所期待。如果可能,加强锻炼,对身心恢复有很好的帮助。

4. 接受人生总是存在变化的事实

灾害可能摧毁房屋、学校、商业,并可能长期扰乱生活在受灾地区人们的生活。还有些人可能经历暂时或永久性的失业。对儿童来说,新的或临时的学校可能会导致与熟悉的朋友分开。

5. 关注儿童的心理状况

理解他们的恐惧和压力,避免责怪儿童由于经历洪水灾害而可能出现的吮吸手指、尿床、黏人等状况。记住、理解与体谅他们和大人一样经历了一段艰难的时光。

灾后可能出现一些健康相关症状,例如饮食、睡眠过多或过少;精神萎靡不振;不明原因的疼痛,如持续的胃痛或头痛;时常感到无助或绝望;过度吸烟、酗酒或使用药物,包括处方药;常感到内疚但不知道为什么;想伤害或杀死自己或他人;难以适应家庭或工作生活等。上述压力信号其实是正常的,是面对生活中难以预料的挑战所表现的短期反应。但是如果经历持续的、难以控制的情绪困扰时,则可能是心理健康出现问题的信号,可以从以下几方面进行初步的干预,减轻压力、恢复心理健康:首先,尽可能多和家人待在一起,相互给予支持与关心,多和亲友倾诉心中的困扰。其次,合理地规划时间,同时保证充足的睡眠和规律的饮食。最后,应注意心理状态的发展情况,如果未能出现好转,甚至影响日常生活,及时寻求专业医疗帮助。

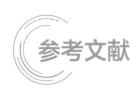

参考文献

[1] 程先富,戴梦琴,郝丹丹.区域洪涝灾害风险评价研究进展[J].安徽师范大学学报(自然科学版),2015,38(1):74-79.

[2] 罗贵荣,李兆林,梁小平,等.广西岩溶石山区洪涝灾害成因与防治对策研究-以马山岩溶地下河流域为例[J].安全与环境工程,2010,17(01):6-9.

[3] IPCC. Climate change 2013: the physical science basis[M]. Cambridge: Cambridge University Press, 2013.

[4] 刘南江,费伟.2018年全国自然灾害基本情况分析[J].中国减灾,2019(5):14-17.

[5] 孙忠保,程先富,张强,等.1960—2014年皖江地区极端降水事件时空特征研究[J].北京师范大学学报(自然科学版),2018,54(6):772-780.

[6] 邱海军,曹明明,胡胜.1950—2010年中国洪涝灾情的频率规模关系[J].自然灾害学报,2013,22(4):114-119.

[7] 谢立华,赵寒冰. 洪涝灾害与地形的相关性研究——以肇庆市为例 [J]. 自然灾害学报,2013,22（6）:240-245.

[8] 尹卫霞,余瀚,崔淑娟,等. 暴雨洪水灾害人口损失评估方法研究进展 [J]. 地理科学进展,2016,35（2）:148-158.

[9] Centers for Disease Control and Prevention. Carbon monoxide poisoning from hurricane associated use of portable generators—Florida, 2004[J]. Morb Mortal Wkly Rep, 2005, 54(28): 697-700.

[10] WHO. Floods in the WHO European Region-health effects and their prevention[R/OL]. WHO, 2013. http://www.who.int/iris/handle/10665/108625. 2013.

[11] HAMPSON N B, STOCK A L. Storm-related carbon monoxide poisonings: Lessons learned from recent epidemics[J]. Undersea Hyperb Med, 2006, 33(4): 257-263.

[12] HUANG P, TAN H, LIU A, et al. Prediction of post-traumatic stress disorder among adults in flood district[J]. BMC Public Health, 2010 (10): 207.

[13] JONKMAN S N, KELMAN I. An analysis of the causes and circumstances of flood disaster deaths[J]. Disasters, 2005 (29): 75-97.

[14] KHIN T A, MOHD S N, NURUL A, et al. Health and Flood: Hidden Dangers and Challenges of Flood

Disaster [J]. Scholars Journal of Applied Medical Sciences (SJAMS), 2017, 5(12): 5197-5200.

[15] 李志, 陆智宇, 陈郁, 等. 我国洪涝灾害的医学地理分布特点及卫勤保障 [J]. 人民军医, 2019, 62 (07): 600-604.

[16] MURRAR V, CALDIN H, AMLOT R, et al. The effects of flooding on mental health[M/OL]. London: Health Protection Agency, 2011.

[17] NIOSH. NIOSH warns of hazards of flood cleanup work[EB/OL]. [2021-01-25]. http://www.cdc.gov/niosh/docs/94-123.

[18] EURIPIDOU E, MURRAY V. Public health impacts of floods and chemical contamination[J]. Journal of Public Health, 2004, 26(4): 376-383.

[19] REIFELS L, BASSILIOS B, SPITTAL M, et al. Patterns and predictors of primary mental health service use following bushfire and flood disasters[J]. Disaster Medicine and Public Health Preparedness, 2015, 9(3): 275-282.

[20] TRAN H, LA N Q, THI L, et al. Impacts of flood on health: epidemiologic evidence from Hanoi, Vietnam[J]. Global Health Action, 2011, 4(1): 6356.

[21] World Health Organization. Chemical releases associated with floods[EB/OL]. [2021-01-25]. https://apps.who.int/iris/handle/10665/272392.

[22] 中国疾病预防控制中心 . 自然灾害环境卫生应急技术指南（2019 版）[EB/OL]. [2019-8-23]. http://www.nhc.gov.cn/jkj/s7929/201908/8a3a166a2ecd4239a0740be1e85a003d.shtml.

[23] 卫生部 .《生活饮用水集中式供水单位卫生规范》[Z].2001-06-07.

[24] 中华人民共和国卫生部,中国国家标准化管理委员会 . 生活饮用水卫生标准:GB 5749—2006[S].北京:中国标准出版社,2007.

[25] 中华人民共和国卫生部,中国国家标准化管理委员会.生活饮用水标准检验方法有机物指标:GB/T 5750—2006[S]. 北京:中国标准出版社,2007.

[26] 中国疾病预防控制中心 . 洪涝灾害营养与食品卫生技术指南（2017 年版）[EB/OL]. [2020-8-7]. http://www.chinacdc.cn/jkzt/tfggwssj/zt/hz/snzdsjt/202005/t20200511_216638.html.

[27] 王霞东,谢仁圣 . 震后受灾群众临时安置点食品卫生应急对策探讨 [J]. 中国食品卫生杂志,2009,21（4）:374-377.

[28] 中国疾病预防控制中心 . 洪涝灾害灾民安置点卫生要求要点（2017 年版）[EB/OL]. [2021-01-25]. http://www.chinacdc.cn/jkzt/tfggwssj/zt/hz/snzdsjt/202005/t20200511_216638.html.

[29] 中国疾病预防控制中心 . 洪涝灾害饮水卫生和环境卫生技术指南（2017 年版）[Z].2018-01-04.

[30] 中国疾病预防控制中心.洪涝灾害预防性消毒技术指南（2017 年版）[Z]. 2018-07-18.

[31] 国家卫生和计划生育委员会.国家卫生计生委办公厅关于切实加强防汛抗洪卫生应急工作的紧急通知（国卫发明电〔2016〕48 号）[EB/OL].（2016-07-06）[2021-01-25]. http://www.nhc.gov.cn/yjb/s7859/201607/04a23804f3f44355b6a92c5e8b5fe39e.shtml.

[32] 国家卫生健康委员会.关于做好防汛救灾医疗保障工作的通知（国卫办医函〔2020〕594 号）[EB/OL].（2020-07-19）[2021-01-25]. http://www.nhc.gov.cn/yzygj/s3573d/202007/7ed81995667a48ccb6b5071f8f306135.shtml.

[33] 中国疾病预防控制中心.洪涝灾害灾民安置点卫生状况与需求快速评估技术指南（2017 年版）[EB/OL].（2020-05-11）[2021-01-25]. http://www.chinacdc.cn/jkzt/tfggwssj/zt/hz/snzdsjt/202005/t20200511_216638.html.

[34] 中国疾病预防控制中心.洪涝灾害灾区传染病和突发公共卫生事件监测技术指南（2017 年版）[EB/OL]. (2020-05-11)[2021-01-25]. http://www.chinacdc.cn/jkzt/tfggwssj/zt/hz/snzdsjt/202005/t20200511_216638.html.

[35] 中华医学会灾难医学分会,中华预防医学会灾难预防医学分会,中华医学会科学普及分会,等.中

国灾难应急医疗救援队伍建设专家共识（2018）
[J]. 中华卫生应急电子杂志, 2018, 4（3）: 129-131.

[36] 赵炜. 急救医疗服务体系在突发灾害中的紧急救
援作用 [J]. 中国急救医学, 2003, 23（5）: 314-315.

[37] 中国疾病预防控制中心. 洪涝灾害灾区传染
病暴发疫情调查与控制要点（2017 年版）[EB/
OL]. (2020-05-11) [2021-01-25]. http://www.
chinacdc.cn/jkzt/tfggwssj/zt/hz/snzdsjt/202005/
t20200511_216638.html.

[38] 中国疾病预防控制中心. 洪涝灾害灾后健康宣
教核心信息（2017 年版）[EB/OL]. (2020-05-11)
[2021-01-25]. http://www.chinacdc.cn/jkzt/tfggwssj/
zt/hz/snzdsjt/202005/t20200511_216638.html.

[39] WHITTLE R, MEDD W, DEEMING H, et al. Flood,
vulnerability and urban resilience: a real-time study
of local recovery following the floods of June 2007 in
Hull[R]. Lancaster University, 2010.

[40] US EPA, OAR, IED. A brief guide to mold moisture,
and your home. [EB/OL]. [2021-1-19]. https://www.
epa.gov/mold/brief-guide-mold-moisture-and-your-
home.

[41] UK GOVERNMENT. Prepare for flooding to reduce
impacts on mental health. [EB/OL]. [2021-1-19].
https://www.gov.uk/government/news/prepare-for-
flooding-to-reduce-impacts-on-mental-health.

[42] DISASTER EDUCATION NETWORK. After the flood: emotional distress and how to manage it. [EB/OL]. [2021-1-19]. https://texashelp.tamu.edu/after-the-flood-emotional-distress-and-how-to-manage-it/.

[43] 谢宇. 洪涝防范百科 [M]. 西安:西安电子科技大学出版社,2013.

[44] 马龙腾,曹广文. 水系灾难所致传染病的流行特点和防控措施 [J]. 中华预防医学杂志,2018(3):332-336.

[45] Centers for Disease Control and Prevention. Keep food and water safe after a natural disaster or power outage. [EB/OL]. [2019-11-19]. https://www.cdc.gov/disasters/foodwater/facts.html.

[46] 高璐,丁国永,姜宝法. 洪水事件对人群健康影响的研究进展 [J]. 环境与健康杂志,2013,30(6):546-549.

[47] UK Government. Flooding health advice: mental health following floods[EB/OL]. [2021-01-25]. https://www.gov.uk/government/publications/flooding-health-advice-mental-health-following-floods.

[48] ALDERMAN K, TURNER L R, TONG S. Floods and human health: a systematic review [J]. Environ Int, 2012(47): 37-47.

[49] The Workshop Bears Lane Swaffham Norfolk. Flood Protection Handbook. [EB/OL]. [2019-11-19]. https://campodesktop.com/miniProxy.php?https://www.scambs.gov.uk/media/8627/floodsense-flood_protection_guide.pdf.

[50] The National Response Team. Guidance for managing worker fatigue during disaster operations. [EB/OL]. [2019-11-19]. https://www.cdc.gov/niosh/topics/oilspillresponse/pdfs/NRT-Fatigue-for-Emergency-Workers.pdf.

[51] GARRETT M H, RAYMENT P R, HOOPER M A, et al. Indoor airborne fungal spores, house dampness and associations with environmental factors and respiratory health in children[J]. Clin Exp Allergy, 1998, 28(4): 459-467.

[52] WHO Regional Office for Europe. Flood and health-Fact sheets for health professionals. [EB/OL]. [2019-11-19]. http://www.euro.who.int/_data/assets/pdf_file/0016/252601/Floods-and-health-Fact-sheets-for-health-professionals.pdf?ua=1.

[53] COLINDRES R E, JAIN S, BOWEN A, et al. After the flood: an evaluation of in-home drinking water treatment with combined flocculent-disinfectant following Tropical Storm Jeanne — Gonaives, Haiti, 2004[J]. J Water Health, 2007, 5(3): 367.